Über dieses Buch Für Fritz Morgenthaler ist das Sexuelle, wie jedes Erleben, von der Triebhaftigkeit bestimmt, die er als inhaltslose Bewegtheit versteht, als energetisches Potential, das unsere Emotionalität ausmacht. Die Triebhaftigkeit erfährt aber, so der Autor, infolge der Libido- und Ich-Entwicklung eine Bahnung, die sie sexuellen Zielsetzungen unterwirft. Insofern steht sie in einem elementaren Widerspruch zur Sexualität. Von dieser Ausgangsposition ergibt sich für Morgenthaler eine neue Bewertung von Homosexualität, Heterosexualität und Perversion, eine nicht diskriminierende Bewertung, die Homosexualität und Perversion nicht als Abweichung und Fehlentwicklung begreift. »Die Unterscheidung von ungerichteter zielloser Triebhaftigkeit und gesteuerter Sexualität ist eine Erkenntnis, von der sich Morgenthaler so konsequent und intuitiv leiten ließ, wie sie die traditionelle Psychoanalyse bis auf den heutigen Tag leugnet« (Hans-Jürgen Heinrichs in seinem Vorwort).

Der Autor Der 1984 verstorbene Fritz Morgenthaler, international bekannter Psychoanalytiker und Ethnologe, führendes Mitglied der sog. Züricher Schule der Ethnopsychoanalyse, hat in Zürich Medizin studiert und sich dort auch zum Neurologen und Psychoanalytiker der Freudschen Richtung ausbilden lassen. 1952 eröffnete er in Zürich eine ärztliche Praxis, die er bis zu seinem Tode führte. Er hat zahlreiche Bücher und Aufsätze zu psychoanalytischen und ethnopsychoanalytischen Themen veröffentlicht. So war er Mitautor des 1963 erstmals erschienenen, inzwischen zu den klassischen Werken zählenden Buches ›Die Weißen denken zuviel‹ (Fischer Taschenbuch 42079). In ›Geist und Psyche‹ ist auch sein Buch ›Gespräche am sterbenden Fluß‹ (42267) erschienen.

Fritz Morgenthaler

Homosexualität Heterosexualität Perversion

Mit einem Vorwort von
Hans-Jürgen Heinrichs

Fischer
Taschenbuch
Verlag

Geist und Psyche
Begründet von Nina Kindler 1964

Ungekürzte Ausgabe
Veröffentlicht in der Fischer Taschenbuch Verlag GmbH,
Frankfurt am Main, März 1987
Lizenzausgabe mit freundlicher Genehmigung
des Qumran Verlages, Frankfurt am Main und Paris

Umschlaggestaltung: Graupner & Partner GmbH
Gesamtherstellung: Clausen & Bosse, Leck
Printed in Germany
1080-ISBN-3-596-42285-X

Inhaltsverzeichnis

Vorwort

Die Erfahrung der *eigenen Analyse* ist »in erster Linie die Erfahrung der Begrenztheit, der Beschränkung auf weniges, das veränderbar ist«. Als *Analytiker* bin ich erst einmal der, der nichts von dem Leben des anderen weiß und kaum etwas versteht. Die Aufforderung mancher Analytiker, der Analysand solle einfach alles sagen, was ihm durch den Kopf gehe, ist eine simplifizierende Abwehr der Ängste und Konflikte, die damit für den Analytiker aufkommen, wenn er sich wirklich darauf einläßt. Die *Dynamik*, um die es im analytischen Prozeß geht, wird wesentlich von der *Emotionalität* der beiden konfliktvollen Partner bestimmt; der *Inhalt* zum großen Teil von der Abfolge der Einfälle und *Assoziationen* des Analysanden sowie den Deutungen des Analytikers. Soll dieser analytische Prozeß eine »emotionale Revolution« einleiten und nicht auf »Prozedurfragen« regredieren – jenseits der von beiden hergestellten, libidinös besetzten Situation –, soll nicht nur ein »psychisches Seilziehen« stattfinden, auf der Ebene bewußtseinspsychologischer Streitereien zwischen respektvollen und erleidenden oder radikal skeptischen und ablehnenden und erleidenden oder radikal skeptischen und ablehnenden Personen, zwischen Sieger und Verlierer, zwischen Priester und Opfer, dann muß der Analytiker sich mit seiner Emotionalität darstellen, er muß sich auch als Verführer und Verführten begreifen. Das Resultat der Verführung: Die analytische Beziehung »beginnt zunächst damit, daß der Analysand bei mir Eigenschaften entdeckt, die er bei sich selber kennt; später entwickelt sich die Beziehung dann so, daß er bei mir Eigenschaften erkennt, die er bei sich selber vermißt, aber gerne haben möchte... Eine richtig verstandene analytische Auswertung der Verführungsthematik ergibt, daß sich progressiv wirksame Identifikationen einstellen, die einerseits die Einsicht im Deutungsprozeß begleiten und andererseits dazu beitragen, daß die Besetzung in der Beziehung zwischen Analysand

und Analytiker im gleichen Sinne und nicht polar entgegengesetzt vorgenommen werden«.
Auf der Basis dieser Einsichten hat Fritz Morgenthaler sein Verständnis der psychoanalytischen Technik, die »Dialektik der psychoanalytischen Praxis« dargelegt. (*Technik* 1978, vgl. S. 15, 27, 39, 78 ff.)

Die Analyse – und das ist auch die Grundlage der hier vorgetragenen Überlegungen zur Sexualität – dient der Erweiterung der Erlebnis- und Erfahrungsmöglichkeiten, aber nicht nur auf seiten des Analysanden. Er und sein Therapeut lernen voneinander – nicht Kenntnisse, sondern den lustvollen und den gehemmten Umgang mit sich. Der Analytiker versteht im analytischen Prozeß seines Analysanden auch seine eigenen unbewußten Reaktionen. Die *Konzepte der Technik* dienen dabei nur der Orientierung, sie sind ein Hilfsmittel für den Therapeuten, ein Koordinatensystem. Diese Konzepte signalisieren also in erster Linie nicht seine Stärke, sondern seine Schwäche, seine Schwierigkeiten; sie sind ein Hilfsmittel, die eigenen Konfliktneigungen unter Kontrolle zu halten. Der Analytiker kann seine Technik, die Metapsychologie und das analytische setting – eine Absicherung für den Analytiker – zur Stärkung, zur gewollten Veränderung des anderen einsetzen, wenn er sie der sich entfaltenden Beziehung und ihren aufdeckenden Einsichten unterordnet. In der räumlich und zeitlich begrenzten Beziehung mit dem Analysanden wird unter Zuhilfenahme technischer Strategien am Erlebten der Vergangenheit gearbeitet.

Wenn sich der Analytiker mit seiner sozialen Stellung völlig identifiziert, dann kann er sich leicht dazu berufen fühlen, seine Patienten mithilfe des analytischen Prozesses wieder arbeits-, genuß- und liebesfähig zu machen. Aber soll er das nicht auch? Ja, aber nicht auf der Basis bewußter Übereinkünfte, die nur Abbilder und Klischees nichtbewußter Ideale sind. »Die bewußten und unbewußten Über-Ich-Forderungen überschatten den Verlauf des analytischen Prozesses.« (S. 23 in diesem Band)

Die Veränderungen müssen ausgehend von der *Anerkennung* des sozialen und sexuellen Lebens des Analysanden angestrebt werden. Im Sich-Einlassen auf die Emotionalität des sexuellen Erlebens eines anderen muß der Analytiker seine eigenen Konfliktneigungen erkennen, die seine Zielvorstellungen bestimmen, um diese relativieren zu können. Die metapsychologische Reflexion im analytischen Prozeß ermöglicht es ihm, in seiner Beziehung zum Analysanden die eigenen Konfliktneigungen nicht zu aktualisieren und nicht zielstrebig die bewußten Formen des Konflikts eines anderen zu bearbeiten. Auf diese Weise kann sich die politische und gesellschaftstheoretische Einstellung des Analytikers im Sinne der Ausbildung eines »kritischen Subjekts« auswirken: in dessen verändertem Umgang mit den Objekten, den Beziehungen und Kommunikationsformen.

Es ist, in diesem psychoanalytischen Sinn, noch nichts damit getan, wenn man einen ›vereinsamten‹ Fetischisten zu einem kinderreichen Vater, einen ausgeschlossenen Rauschgiftsüchtigen zu einem integrierten Bankangestellten macht. Operiert man als Analytiker mit solchen eindeutigen Zielen, stimmen die Deutungen und Einsichten nur noch mit den Überichforderungen überein, »die ich selbst habe und die der Analysand mit mir teilt. Mit der Zeit passen wir immer besser zueinander und übertreffen uns in der Beweisführung unseres unneurotischen Verhaltens..., das Ganze dient in erster Linie einer Abwehrposition.« (1978, S. 28f.) Der analytische Prozeß darf sich – ideal gesehen! – nicht an Übertragungsstrukturen und Entwicklungslinien orientieren, die den Strukturen der Gesellschaft entsprechen.

An die unbewußten, leidenmachenden Strukturen kommt man nie (wenn überhaupt) direkt heran, und die bewußten Störungen und Verhaltensweisen kann man nicht so nehmen, wie der Analysand sie versteht. Das, was der Analysand sagt und tut, wie er trotz seiner Probleme im Alltag zu leben versteht – vielleicht ein guter Liebhaber, Familienvater oder Künstler ist –, das akzeptieren und im Sinne der möglichen Veränderung einsetzen, ihm also Leben zutrauen und dennoch mit ihm in einen analytischen Prozeß eintreten, ist die Aufgabe des Analytikers. In seiner *Technik*-Studie hatte Morgenthaler die Bedingungen für einen solchen Prozeß explizit beschrieben, hier werden sie immer so weitgehend erläutert, wie sie für den nicht-diskriminierenden psychoanalytischen Umgang mit Homosexualität und Perversion von Bedeutung sind.

Alle Analytiker haben Schwierigkeiten, mit ihren Analysanden in eine entspannte, stimmige Beziehung zu kommen. Immer muß ich versuchen, eine Situation herzustellen, die »zu mir paßt«. Die Aktualisierung des Übertragungskonflikts gestaltet sich durch die »Erlebnisweise« des Analytikers und Analysanden. Das darf nicht so mißverstanden werden, als sollten beide miteinander im Gefühl verfließen. Übereinkünfte darüber, »wie alles war«, und Verbrüderungen stehen dem analytischen Prozeß entgegen. *Fortschritte* können mit der Psychoanalyse nicht erzielt werden; es gibt nur *Wandlungen*. Die psychoanalytische Technik führt immer nur soweit, daß die Ebene methodischen Vorgehens verlassen werden kann und die Ebene dynamischer Wechselwirkungen erreicht wird. »In der analytischen Beziehung entwickelt sich aus dem emotionalen Angebot des Analytikers ein emotionales Echo des Analysanden. Dieses emotionale Echo enthält die Reste und trägt die Spuren der Gäste, die am einst frischgedeckten Tisch des Kindes, das der Analysand einmal war, gesessen, gegessen, gefressen, gewütet, gefastet, verachtet, verschlungen, gespuckt, gestohlen und getrunken haben. Das alles ist in der Vergangenheit versunken.« (1978, S. 89f.)

Was es heißt, einen analytischen Prozeß sinnvoll in Gang zu bringen – das ist auch die Ausgangsfrage bei Morgenthalers Überlegungen zur Theorie und Therapie von Perversionen. Der Wunsch, aus einem Homosexuellen in der *talking cure* einen Heterosexuellen zu machen, entspringt einer gesellschaftlichen Norm und nicht einer psychoanalytischen Einsicht – es geht ja dabei nicht um den Kampf gegen ein Symptom, sondern um die Aufhebung von Verdrängungen, die zu Symptomen führen! Die Absicht der Analytiker, »Perversionen« zu verändern, erscheint klinisch begründbar. In dieser scheinbar wissenschaftlichen Legitimation liegt zugleich die Gefahr, eine »Plombe« aufzubrechen, die der »Aufrechterhaltung eines relativen psychischen Gleichgewichts« dient. »Bei den Perversen geht es in ganz besonderer Weise darum, aufzuzeigen, daß die Etikette der Abweichung vom normalen Sexualleben das wesentliche nicht sein kann. Es zeigt sich nämlich, daß die Triebbefriedigungen, die die Perversen in ihren absonderlichen Ritualen und Einrichtungen suchen, zwar regressive Ausformungen eines Strebens nach Lustgewinn und Befriedigung darstellen, daß aber die Triebbefriedigung selbst einem Funktionswandel unterliegt.« (S. 28 in diesem Band)

Dieser Funktionswandel stellt eine Ich-Leistung dar, die im emotionalen Erleben überall dort ungerichtete Triebregungen zuläßt, wo die Perversion nicht wirksam ist.

Das Sexuelle – das ist Morgenthalers Ausgangsposition in diesen Aufsätzen – wird, wie jedes Erleben, von der Triebhaftigkeit bestimmt. Sie stellt ein energetisches Potential dar, das in jeder Geste und in jedem Gedanken zum Ausdruck kommt. Es handelt sich dabei zunächst um eine inhaltslose Bewegtheit, die unsere Emotionalität ausmacht. Diese allem zugrundeliegende Triebhaftigkeit ist durch ihre Ungerichtetheit charakterisiert. Sie kennt weder Ziele noch Kausalität, ist zeitlos und frei von Bedingungen. In ihrer Ungerichtetheit ist sie die Quelle jeder Kreativität. Das Dranghafte, das Sexualität in allen ihren Ausformungen begleitet, ist Ausdruck dieser Triebhaftigkeit. Die Triebhaftigkeit hat aber infolge der Libido- und Ich-Entwicklung eine Bahnung erfahren, die sie den sexuellen Zielsetzungen unterwirft. In jeder Sexualorganisation hat sie ihre ursprüngliche inhaltslose und ungerichtete Bewegtheit eingebüßt. Deshalb kommt Fritz Morgenthaler zu dem Schluß, daß die Triebhaftigkeit als energetisches Potential in einem elementaren Widerspruch zur Sexualität steht.

Aus dieser Einsicht ergibt sich eine neue Bewertung von Homosexualität, Heterosexualität und Perversion, die es nicht mehr zuläßt, eine Diskriminierung von Homosexualität und Perversion gegenüber einer Entwicklung zur Heterosexualität aufrechtzuerhalten. Das ist der Schlüssel, den Fritz Morgenthaler für die neue, nicht diskriminierende Bewertung von Homosexualität und Perversion gefunden hat. Das Frappierende seiner Arbeit ist, daß er seit über zwanzig Jahren versucht, nichtheterosexuelles Verhalten gerade nicht als Abweichung und Fehlentwicklung zu beschreiben, ohne diesen Schlüssel schon zur Verfügung gehabt zu haben. Die Unterscheidung von ungerichteter zielloser Triebhaftigkeit und gesteuerter Sexualität ist eine Erkenntnis, von der sich Morgenthaler so konsequent und intuitiv leiten ließ, wie sie die traditionelle Psychoanalyse bis auf den heutigen Tag verleugnet und verdrängt. Die gesellschaftliche Norm einer Sexualität samt ihren Abweichungen hat sich in psychoanalytischer Theorie und Technik so weit etabliert, daß es den Psychoanalytikern besonders schwer fällt, einer Reflexion gleichsam am eigenen Leib zu folgen, wie es einst Sigmund Freud getan hatte. Dabei kommt es darauf an, die wissenschaftlich begründeten psychoanalytischen Erkenntnisse beizubehalten und nicht eine neue Tiefenpsychologie zu erfinden.

Die in diesem Band zusammengefaßten Arbeiten über Perversion und Homosexualität zeigen, wie Morgenthaler nicht mit der Geste des Rebellen, sondern als strikter Techniker mit dem Bewußtsein von der Macht gesellschaftlicher Normierung und regulativer Organisation versucht, eine theoretische Neuformulierung von Perversion und Homosexualität zu erproben, der seinen analytischen Erfahrungen in der Praxis entsprechen. Sein konsequentes Ziel ist es, die Neuformulierung von Perversion und Homosexualität auf der etablierten psychoanalytischen Theorie aufzubauen. Dies führte so lange immer wieder zu Mißverständnissen und Kompromissen, bis er die auf der Hand liegende Erklärung fand und formulierte: Die Erkenntnisse der *klassischen* psychoanalytischen Theorie über Homosexualität und Perversion sind nur dann zutreffend, wenn es sich um eine *neurotische* Entwicklung bei Homosexualität und Perversion handelt. Erst aufgrund dieser Einsicht wurde es möglich, Entwicklungslinien aufzufinden, die Homosexualität, Heterosexualität und Perversion auf unterschiedliche Triebschicksale beziehen, die zu verschieden ausgeformten, aber grundsätzlich nicht psychopathologischen Sexualorganisationen führen. Von diesem Standpunkt aus läßt sich dann von einer neurotischen oder unneurotischen Entwicklung bei Homosexualität, Heterosexualität oder Perversion sprechen.

Die Schwierigkeiten, die sich in der psychoanalytischen Theorie ergeben, sind nicht prinzipieller Natur, sondern beruhen auf dem Mißverständnis, daß man bei Homosexualität und Perversion neurotische Entwicklungen automatisch mit der Sexualorganisation verknüpft, was man zurecht bei Heterosexualität nie getan hat. Die Psychoanalyse hat von Anfang an verstanden, daß Neurosen sich zwar auf die Sexualorganisation auswirken, aber nie von ihr hervorgerufen werden. Neurosen entstehen nach der klassischen psychoanalytischen Theorie als Folge von Störungen in der Libido- und Ich-Entwicklung. Das Krankhafte kann stets nur Ausdruck einer disharmonischen Entwicklung im gesamten psychischen Haushalt sein. Sexualität, in welcher Form auch immer, kann niemals eine Neurose, eine Psychose, eine Morbidität sein. Weil Homosexualität und Perversion von der psychoanalytischen Theorie grundsätzlich als Psychopathologie beschrieben wurden, wird es in der Neuformulierung Morgenthalers notwendig abzugrenzen, wann, wie und weshalb Homosexualität, Heterosexualität oder Perversion eine unneurotische Entwicklung genommen haben oder einer neurotischen Entwicklung unterworfen sind.

Da alle Artikel, die in diesem Band zusammengefaßt sind, überarbeitet wurden, haben wir bei früheren Publikationen, in denen von Homosexualität die Rede ist, jeweils hinzugefügt, ob es sich sinngemäß um eine neurotische Entwicklung bei Homosexualität oder um den Ausdruck unneurotischer Entwicklung zu Homosexualität handelt. Als Fritz Morgenthaler diese Arbeiten schrieb, hatte er diese Unterscheidung noch nicht zur Verfügung, obschon sie überall zwischen den Zeilen spürbar ist. Erst als er beginnt, bewußt die Entwicklungslinien gesunder unneurotischer Homosexualität zu verfolgen, kommt er dazu, die *Triebhaftigkeit* mit dem Kampf der *Guerilleros* und die *Sexualität* mit der *Militärregierung* einer Militärjunta zu vergleichen. In diesem Vergleich beginnt für ihn ein neuer Diskurs, der über die grundlegende Bestimmung hinausgeht, daß Homosexualität mit dem Bedürfnis nach *Autonomie*, daß Heterosexualität mit dem Bedürfnis nach *Identität* zu tun hat und Perversion als ein Mittel zur Erhaltung ungerichteter *Triebhaftigkeit* zu deuten ist. Die eigentliche Fragestellung liegt darin, die ungerichtete triebhafte Bewegtheit so in die Sexualorganisation einfließen zu lassen, daß eine kreative Erotik möglich wird, die die Liebesfähigkeit des Menschen begründet. In dieser Betrachtung wird deutlich, wie der Homosexuelle, der Heterosexuelle und der Perverse – jeder auf seine Art – die Hindernisse bewältigt oder nicht bewältigt, die die Sexualorganisation, in welcher Ausformung sie sich auch immer zeigt, produziert.

Zwischen den theoretischen Neuformulierungen enthalten Morgenthalers Arbeiten eine Fülle klinischer Beobachtungen, ethnologischer Erfahrungen und praktischer technischer Hinweise. Ausgangspunkt ist für ihn immer die analytische Praxis und die Selbstreflexion. Aus seiner Auseinandersetzung mit der psychoanalytischen Erfahrung, im Zusammenhang mit der Sexualorganisation seiner Analysanden und seiner selbst, ist sein Buch *Technik. Zur Dialektik der psychoanalytischen Praxis* entstanden. Seine körperliche Präsenz ist für ihn so unumstößlich notwendig, wie es für den Physiker die Apparaturen beim Experiment sind. Morgenthalers experimentelle Anordnung jedoch beinhaltet immer auch den Wunsch, für sich selbst weiterzukommen, das Starre und Beengende des eigenen Lebens aufzubrechen. Im Wunsch nach einer *Präsenz*, die kreativ und erotisch ist, hat er einige Verdrängungen und Verzerrungen in psychoanalytischer Theorie und Technik aufgehoben und sich selbst, als Maler, einen Blick für Wirklichkeit erschlossen. Dieser künstlerische Blick, der nicht derart an die Notwendigkeit von Emanzipation der Homosexualität gebunden ist, könnte auch fließende Übergänge zwischen Homosexualität, Heterosexualität und Perversion festhalten und Phantasmen in ihrem lustvollen Schein zeigen, wie es im letzten Beitrag dieses Bandes sichtbar wird, wenn von Verkehrsformen der Perversion und der Perversion der Verkehrsformen die Rede ist.

Hans-Jürgen Heinrichs

Zur Anwendung der Psychoanalyse

Beim Studium der Psychoanalyse kann man die Metapsychologie, die Theorie der Technik und eine Sammlung bewährter technischer Regeln erlernen. Trotzdem bleibt etwas schwer Faßbares an ihr haften, sobald man versucht, sie mit dem Patienten praktisch anzuwenden.

Durch Anhäufung von Wissen und Katalogisierungen schulmäßig erworbener Kenntnisse kann man die Psychoanalyse nicht erlernen. Schulungen, bei welchen einerseits eine Leistungssteigerung erwartet oder gefordert, andererseits Erfolgsprämien in Aussicht gestellt werden, sind anale Lernprozesse, die dem Wesen der Psychoanalyse entgegengesetzt sind. Es ist auf diesem Wege nicht möglich, eine brauchbare psychoanalytische Technik zu erwerben.

Ein wesentlicher Zug der psychoanalytischen Technik besteht darin, die Ableitung von Deutungsschritten in jeder Analysestunde neu und selbständig vornehmen zu können. Der Analytiker muß in der Lage sein, aus einer großen Anzahl von möglichen Deutungen und Einfällen eine sinnvolle Auswahl zu treffen. Je nach der Stimmung, in der er sich befindet, und entsprechend seinen Kenntnissen und Erfahrungen, verändert sich seine Wahl. Trotzdem muß sie aber immer wieder so erfolgen, daß das, was der Analytiker sagt, zu ihm paßt und ihm hilft, die Beziehung zu seinem Patienten richtig zu gestalten. Vergleicht man das beinahe unerschöpfliche Angebot von möglichen technischen Anweisungen mit einem großen Katalog, aus welchem die Wahl assoziativ erfolgt, kann man eigentlich keine Richtlinien aufstellen, nach welchen gewählt werden soll. Man stellt höchstens fest, daß es in diesem Katalog viel Zuträgliches und viel Unzuträgliches für den Patienten gibt. Ich möchte aber besonders unterstreichen, daß es in diesem Katalog auch viel Zuträgliches und Unzuträgliches für den *Analytiker* gibt, der erst lernen muß, das eine vom anderen zu unterscheiden.

Der junge Analytiker, der seine eigene Analyse abgeschlossen hat und seine Erfahrungen mit seinen ersten Patienten macht, neigt im allgemeinen dazu, seine Restneurose in der Beziehung zu seinen Analysanden zu reaktivieren. Alte Konfliktneigungen treten hervor, die in der eigenen Analyse durchgearbeitet und überwunden schienen. Bestimmte Verhaltensweisen der Analysanden können unspezifisch und in diskreter Weise eine unlustbetonte Spannung im Analytiker auslösen. Der Analytiker kann zum Beispiel in Konflikt geraten, wenn der Patient dauernd spricht oder wenn er schweigt, wenn er offene oder versteckte Kritik, offenes oder verstecktes Lob äußert. Manchmal führt das Zuhören, dann wieder das Deuten zu Schwierigkeiten. In solchen Fällen hat sich der Analytiker gewöhnlich noch nicht genügend an die psychoanalytische Situation anpassen können. Seine Restneurose ist noch »frisch«.

In der analytischen Situation nimmt die Konfliktneigung des Analytikers mit wachsender Erfahrung ab. Die Restneurose wird immer gesetzter und zum Bestandteil der individuellen psychoanalytischen Technik. Die alten Konfliktneigungen werden nun kaum mehr unlustvoll wahrgenommen. Sie widerspiegeln eine viel tiefere Schicht der Persönlichkeit des Analytikers. Was sich da widerspiegelt, ist das individuell sehr verschiedene Schicksal der infantilen Sexualforschung. Der sublimierte Ausdruck, den sie gefunden hat, gehört zu den gesunden Teilen des Ich und steht mit der erwachsenen, unneurotischen Persönlichkeit des Analytikers in Einklang. Wir müssen annehmen, daß die infantile Sexualneugier im Verlauf unserer eigenen Analyse soweit sublimiert wurde, daß sie mit neutralisierter Energie arbeitet. Erst wenn dieses Ziel erreicht ist, kann die Psychoanalyse zum neuen Objekt der Neugier werden. Diese neue Objektwahl ist ein unbewußter Prozeß und hat bei den verschiedenen Menschen jeweils einen anderen Ausgang.

Es gibt Analytiker, die ihr Interesse besonders darauf richten, das Seelenleben des Analysanden zu erforschen. Sie möchten sich am liebsten damit zufriedengeben, selbst verstanden zu haben, was im Patienten vorgeht, und finden es mühevoll, dem Analysanden ihre Einsichten zu vermitteln. Die sublimierte infantile Sexualforschung trägt noch den Zug einer frühkindlichen Schaulust. Die Schwierigkeiten, die sich daraus ergeben können, hängen tendenziell damit zusammen, daß diese Analytiker nicht verstehen können, weshalb man sie liebt.

Anderen Analytikern liegt besonders daran, die gewonnen Einsichten und alles, was sie vom Seelenleben ihrer Patienten erfaßt haben, zu deuten und an den Analysanden heranzutragen. Ihre Auffassung über die strukturellen, dynamischen und ökonomischen Zusammenhänge der Konfliktentwicklung ihrer Patienten ist oft weniger differenziert als jene ihrer bereits erwähnten Kollegen, aber ihre Beziehung zum Analysanden ist nicht selten lebendiger und spontaner. Die sublimierte Sexualneugier dieser Analytiker scheint noch immer von einer kindlichen Impulsivität gekennzeichnet zu sein, die den Aufschub einer Tendenz zur motorischen Aktivität erschwert. Die Analytiker dieser Gruppe haben zeitweise Schwierigkeiten, die Aggressionsproblematik ihrer Analysanden ganz zu verstehen, weil es ihnen nicht leicht fällt, die Haßgefühle, die sich gegen sie richten, bei ihren Patienten mit genügender Klarheit zu erkennen.

Eine andere Gruppe von Analytikern kann man vielleicht dadurch charakterisieren, daß sie besonders daran interessiert sind, die Konsequenzen ihres eigenen Verhaltens und das ihrer Patienten wie auch die Folgen der gegebenen Deutung in den Mittelpunkt ihrer Aufmerksamkeit zu stellen. Diese Analytiker wirken gelassen, distanziert und neutral. Sie entsprechen am ehesten dem Bild des klassischen, schulmäßigen Lehranalytikers. Bei diesen Analytikern scheinen die Triebregungen, die die Sexualneugier in der Kindheit angeregt hatten, zusammen mit den Abwehrmechanismen, die gegen die Sexualforschung aufgerichtet worden waren, in eine bestimmte Form der Anpassung umgewandelt zu sein, deren sublimierter Ausdruck die psychoanalytische Tätigkeit ist. In ihrer Haltung ist der Funktionswandel der Abwehr deutlicher spürbar als die Sublimierung von Triebregungen. Das mag mit ein Grund dafür sein, daß diese Analytiker dazu neigen, die Wirkung, die von ihrer Person ausgeht, zu unterschätzen.

Man könnte dieser Gruppe von Analytikern jene gegenüberstellen, die besonders daran interessiert zu sein scheinen, sich gegenüber allen Äußerungen und Verhaltensweisen ihrer Analysanden souverän zu fühlen. Solche Analytiker haben vielleicht in ihrer Kindheit nie andere als zielgehemmte Möglichkeiten kennengelernt, die infantile Sexualforschung lustvoll zu betreiben. Wahrscheinlich haben sie ihre Neigung dazu von Anfang an verleugnet. Als Analytiker laufen sie daher Gefahr, zu übersehen, was zu einem bestimmten Zeitpunkt der Analyse wirklich in ihren Patienten vorgeht. Bei einer Belastung der Gegenübertragung stellen sie sich leicht so ein, als wüßten sie bereits über alles Bescheid, was den Patienten bewegen kann. Diesen Analytikern mag es oft schwerfallen zu erkennen, wie sie selbst auf Einflüsse von außen reagieren. Sie haben auch Schwierigkeiten abzuschätzen, wie die Umgebung auf sie anspricht.

Diese Aufgliederung ließe sich leicht fortsetzen. Es kam mir aber nur darauf an, die Verschiedenheiten der Analytiker hervorzuheben, um aufzuzeigen, daß ein jeder von uns im Laufe seiner psychoanalytischen Tätigkeit individuell-spezifische Signale ausbildet, die – meist vorbewußt und auf assoziativem Wege – bestimmte Verhaltensweisen, technische Hilfsvorstellungen und Maßnahmen in Gang setzen, damit der persönlichen Eigentümlichkeit des Analytikers nicht ein zu großes Gewicht zukommt. Welcher Art auch immer diese Eigentümlichkeiten sein mögen, führen viele Signale während der analytischen Tätigkeit schließlich dazu, daß sich jeder Analytiker auf der Basis einer Sammlung bewährter, technischer Grundregeln eine nuancierte, individuelle psychoanalytische Technik aneignet.

Mit wachsender Erfahrung und zunehmendem Alter wirkt der Analytiker in seinen Analysen immer sicherer. Eine besondere Art von Gelassenheit, die sich mit dem Alter einstellen kann, darf mit der Aneignung einer folgerichtigen psychoanalytischen Technik nicht gleichgesetzt werden. Theodor Reik hat sie charakterisiert: »Was für ein Glück, daß nicht nur die Gejagten müde werden, sondern auch die Jäger.« In der Tat kann das Nachlassen der Intensität der Triebe bei älteren Analytikern zu einer größeren Toleranz und zu sichererem Auftreten in den Analysen beitragen. Man kann dabei nicht übersehen, daß bei einem solchen Ausgang die Analyse, die der Therapeut einst selbst durchgemacht hatte, den Erfordernissen einer Lehranalyse nicht entsprochen hatte.

Wurde ein Analytiker während seiner Ausbildung ungenügend analysiert, können die Auswirkungen auf die Technik schwerwiegend sein. Es kann vorkommen, daß ungenügend analysierte Analytiker im Zuge ihrer späteren Tätigkeit eine Reihe von technischen Hilfsmitteln anderen Wissenschaftsgebieten entlehnen oder selbst erfinden, um ihr neurotisches Gleichgewicht innerhalb der Analysen, die sie durchführen, aufrechtzuerhalten. Solche technischen Krücken haben oft den Charakter eigentlicher Reaktionsbildungen und stellen ein Instrument für unbewußtes Mitagieren dar. Manchmal sind derartige technische Hilfsmittel gebaut wie richtige Symptome. Da es sich dabei regelmäßig um unbewußte Maßnahmen handelt, die durch Rationalisierungen motiviert werden, sind ungenügend analysierte Therapeuten selten in der Lage, ihre Neuschöpfungen in Theorie und Technik objektiv zu beurteilen.

Der Weg, auf welchem man zu einer individuell angepaßten psychoanalytischen Technik gelangt, scheint deshalb so schwierig zu sein, weil das technische Vorgehen sowohl den individuellen Eigentümlichkeiten des Analytikers Rechnung tragen muß, als auch im Rahmen einer wissenschaftlichen determinierten, allgemeingültigen und kontrollierbaren psychoanalytischen Technik stehen muß.

In gewissem Sinne ist die psychoanalytische Technik gleichzeitig flexibel und doch wieder starr, mit anderen Worten: relativ beweglich in einem determinierten System. Ältere Analytiker, die eine große Erfahrung mit Lehr- und Kontrollanalysen haben, machen nicht selten folgende Beobachtung: Werden sie als Mitglieder einer internationalen Kommission vor die Aufgabe gestellt, ihnen völlig unbekannte Kandidaten zu beurteilen, ergibt es sich in einer bemerkenswert großen Anzahl von Fällen, daß die subjektiven Ansichten über die Fähigkeiten der Kandidaten bei praktisch allen Kommissionsmitgliedern unabhängig voneinander weitgehend übereinstimmen, obschon die beteiligten Analytiker unter sich sehr verschiedenartige Ansichten, insbesondere über die Anwendung der psychoanalytischen Technik, haben können.

Für den angehenden Analytiker stellt sich oft die schwer zu beantwortende Frage, wie, unter den gegebenen Voraussetzungen, die Aneignung einer zureichenden psychoanalytischen Technik vor sich gehen sollte. Wie kann man aus dem beinahe unerschöpflichen Katalog des Angebotenen die passende Auswahl jener technischen Regeln treffen, die richtig ist, die man brauchen kann, die sich für den Patienten eignet, die die jeweilige Situation berücksichtigt und die gleichzeitig dafür sorgt, daß allzu einseitige Eigentümlichkeiten der eigenen Person in sinnvoller Weise ausgeglichen werden? Ich glaube, man kann diese komplizierte Fragestellung auf einen einfachen Nenner zurückführen. Der Analytiker steht täglich und in jeder Stunde mit seinem Patienten vor einer der wichtigsten Aufgaben, nämlich, den richtigen Ton zu finden, um mit dem Patienten ins Gespräch zu kommen. Den richtigen Ton finden bedeutet nichts anderes, als die bestehende, aktuelle Beziehung innerhalb der Analysestunde, hic et nunc, von seiten des Analytikers zu dekonfliktualisieren. Das wichtigste Hilfsmittel, das dem Analytiker für diese Aufgabe zur Verfügung steht, ist die psychoanalytische Situation. Sie erleichtert es dem Analytiker, von der ersten Analysestunde an seine Aufmerksamkeit ganz auf die verbalen Möglichkeiten zu richten, die es ihm gestatten, zu seinem noch so neurotischen Patienten eine unneurotische Einstellung zu gewinnen.

Wenn das gelingt, erfolgt die Auswahl der technischen Hilfsmittel vorbewußt und erweist sich meist als richtig. Man darf nicht erwarten, daß die Dekonfliktualisierung schnell und mühelos möglich ist. Sie geht in kleinen Schritten vor sich und ist bei jedem Patienten wieder anders zu gestalten. Oft ist es notwendig, Tage oder Wochen zu warten, bis man den Zugang zum Patienten findet. Gelingt es dem Analytiker, eine dekonfliktualisierte Beziehung zu seinem Analysanden herzustellen, wird er die faszinierende Erfahrung machen, daß sich die Übertragung durchsichtig und folgerichtig entwikkelt. In der analytischen Beziehung widerspiegeln sich dann die Konfliktneigungen des Patienten in der gleichen Art, wie sie in seiner Kindheit vorgezeichnet worden sind.

Ich meine, es sei von besonderer Bedeutung, das Suchen nach dem richtigen Zugang zum Patienten mit der eigentlichen Deutungsarbeit weder gleichzusetzen noch zu verwechseln. Solange es uns nicht gelungen ist, eine ad hoc dekonfliktualisierte Beziehung zu unserem Analysanden herzustellen, können wir keine rekonstruktiven Deutungen geben. Man sollte überhaupt keine Deutungen geben, ohne ein Konzept zu haben. Zuerst sollten wir das Konzept für uns formulieren können, bevor wir dem Patienten etwas aus seiner Lebensgeschichte zu erklären versuchen. Wenn wir diese Regel nicht beachten, laufen wir Gefahr, in der Gegenübertragung zu agieren. Erst wenn wir den Patienten besser kennengelernt haben, kann das Konzept für unsere Deutungsarbeit auch vorbewußt, ja unbewußt sein. Bevor wir eine Deutung geben, sollten wir unsere eigenen Assoziationen zum Material des Patienten an unserem Konzept prüfen. In diesem Zusammenhang stellt sich die Frage, wie man zu einem Konzept gelangen kann und wie man es bildet.

Ich glaube, man findet ein Konzept, indem man die Vorgänge, die sich in der Übertragung zeigen, mit dem Material vergleicht, welches der Patient vorlegt. Aufgrund dieser Gegenüberstellung können wir die Konfliktneigungen in der Kindheit dieses Patienten erraten. Dabei handelt es sich lediglich um jene Konfliktneigungen der Kindheit, die sich in der Übertragung genau dieses und keines anderen Zeitabschnitts des analytischen Prozesses widerspiegeln und die sich in der Beziehung zum Analytiker bemerkbar machen. In diesem Zusammenhang ist eine besonders bedeutsame Erfahrung hervorzuheben: Berichtet der Analysand Erinnerungen aus seiner Kindheit, die zu dem Konzept des Analytikers nicht passen wollen, soll das Konzept nicht sogleich abgeändert werden. Oft handelt es sich bei Erinnerungen unserer Analysanden um Deckerinnerungen, oft sind es auch Erinnerungen aus der Kindheit, die mit Phantasien ausgestaltet wurden. Noch wichtiger scheint mir in diesem Zusammenhang ein anderer Gesichtspunkt zu sein, nämlich, daß bestimmte Erinnerungen, die die Patienten in der Analysestunde erzählen, weit vorausschauende Abschnitte eines späteren Verlaufs der Analyse anzeigen und nicht zum aktuellen analytischen Prozeß gehören. Wir müssen es hinnehmen, Zusammenhänge, die der Patient andeutet, erst später verstehen zu können.

Ich meine, daß das Konzept des Analytikers grundsätzlich aus dem abgeleitet werden muß, was in der Übertragung sichtbar wird. Aus den Assoziationen und Träumen, die der Patient vorlegt, wählt man für die Deutungsarbeit nur das aus, was zur Übertragungsentwicklung paßt. Das gelingt natürlich nur dann in sinnvoller Weise, wenn während der Analysestunden von seiten des Analytikers die fortwährende Dekonfliktualisierung und die affektive Entspannung im analytischen Milieu aufrechterhalten werden kann. Die relativ konfliktfreie, unneurotische Beziehung des Analytikers zu seinem Patienten stellt die maßgebende Voraussetzung für das sogenannte Behandlungsbündnis dar. Man kann daran scheitern, aber es bleibt dem Analytiker bewußt, was er anstrebt und woran er gegebenenfalls scheitert. Die Herstellung des Behandlungsbündnisses ist vor allem eine Aufgabe des Analytikers. Es stellt technisch keine besonderen Probleme dar. Die Schwierigkeiten, die sich in diesem Zusammenhang zeigen, decken sich weitgehend mit den Schwierigkeiten, die der Analytiker mit seinem Patienten hat.

Die These des Behandlungsbündnisses gehört in den großen Katalog von technischen Möglichkeiten, aus welchem jeder einzelne das auswählt, was zu ihm paßt. Es mag sein, daß der eine oder andere diese These in den Mittelpunkt seiner technischen Hilfsmittel stellen kann. Die Frage, die sich dabei stellt, hängt meiner Meinung nach in erster Linie davon ab, ob wir während unserer eigenen Analyse in unserer Persönlichkeit genügend Möglichkeiten gefunden oder geschaffen haben, konfliktfrei mit verschiedenen Menschen umgehen zu können.

So unbestimmbar und dennoch umschrieben die Anforderungen für eine sinnvolle Anwendung der psychoanalytischen Technik auch scheinen mögen, ihre Grundzüge sind klar und einfach. Die Mittel, die der Psychoanalytiker anwendet, sind Mittel, die er braucht, um unneurotisch auf seinen Patienten ansprechen zu können. Sie sind individuell verschieden und von unserer Restneurose abhängig, auch wenn sie uns nicht mehr stört. Das fernliegende Ziel, welches von Tag zu Tag in jeder Analysestunde angestrebt wird, liegt in der affektiven *Entspannung* der Beziehung zwischen Analytiker und Analysand. Dann stellt sich – so meine ich – die Übertragungsneurose übersichtlich und in ihren Gesetzmäßigkeiten erkennbar ein. Wäre der Einfluß der unbewußten Über-Ich-Forderungen des Patienten in gleichem Maße wie des Analytikers, in bezug auf die Analyse selbst, geringer einzuschätzen, als er in Wirklichkeit ist, hätte man gewiß weniger Schwierigkeiten, genauer zu umschreiben, worauf es bei der Anwendung der Psychoanalyse als Behandlungsmethode ankommt. Die bewußten und unbewußten Forderungen des Über-Ich spielen aber während der analytischen Kur eine viel bedeutendere Rolle, als man oft denkt. Der Patient, der zu uns in Analyse kommt, möchte ein guter Analysand sein. Er möchte alles recht machen und leidet darunter, wenn er in seinem Verhalten Züge entdeckt, die ihn daran erinnern, daß er nicht immer tun kann, was er tun möchte. Im Grunde wird der Analysand innerhalb seines Bestrebens, seine Analyse durchzuführen, von starken, unbewußten Gewissensforderungen gelenkt.

Im allgemeinen neigt der Analytiker dazu, die positive Einstellung seines Patienten zur Analyse und seinen guten Willen zur Mitarbeit besonders zu schätzen. Er schätzt diese Einstellung seines Patienten zurecht hoch ein, denn sie ist eine der wichtigsten Voraussetzungen für die Durchführung einer Analyse überhaupt. Der Analytiker selbst hat, beinahe unausweichlich, ähnliche Ideale und Gewissensforderungen wie sein Analysand. Auch er möchte es recht machen. Auch er empfindet es als schmerzlich, wenn es ihm nicht gelingt, die Analyse so zu führen, wie er es sich gewünscht hat. Er möchte ein guter Analytiker sein, der erfolgreich ist und der sich seiner Verantwortung bewußt bleibt.

Die bewußten und unbewußten Über-Ich-Forderungen überschatten den Verlauf des analytischen Prozesses. Geht die Analyse mühsam, schleppend oder über weite Strecken unstrukturiert vor sich, lasten Gewissensforderungen und Schuldgefühle auf dem analytischen Verlauf. Geht die Analyse gut und erfolgreich vor sich, wird der Analytiker schnell und unverschuldet zur Autorität. Der Analysand idealisiert seinen »Arzt«. Spricht der Analytiker auf seinen Analysanden unneurotisch an und sind seine Deutungen zutreffend, wird er zu einer realen Autorität, und die Idealisierung, die der Patient an der Person des Analytikers ausbildet, löst sich vom Wiederholungszwang frühkindlicher Wünsche. Sie entspricht jetzt einer Realität. Der Analytiker bemerkt, daß in dieser Entwicklung die Deutung nicht hilft, denn ist seine Deutung richtig, bewirkt sie im Patienten selbst eine weitere Bewunderung und Idealisierung, die auch einer kritischen Realitätsprüfung standhält. Dieser Prozeß wird nicht selten vom Analysanden erst lange nach Abschluß einer durchaus geglückten Analyse allmählich rückgängig gemacht. Nach meinen Erfahrungen zeigen sich bei manchen Patienten die schöpferischen Kräfte der während der Analyse entwickelten, sekundär-autonomen Ich-Funktionen erst lange nach Abschluß der Analyse. Die produktiven, kreativen Kräfte waren während der Analyse durch die Über-Ich-Rolle des Analytikers daran gehindert, einen Ausdruck zu finden, obschon alle Voraussetzungen gegeben waren.

Im Verlauf der Analysen, die wir mit unseren Patienten durchführen, sind Störungen in der assoziativen Freiheit, Hemmungen der Phantasie und Ausdrucksstörungen verschiedenster Art sehr häufig dadurch mitbestimmt, daß ein unausgesprochener, kaum spürbarer Wettstreit zwischen Analytiker und Patient im Gange ist , der im Dienst der Einhaltung unbewußter Über-Ich-Forderungen in bezug auf die Analyse selbst steht. Um dieser durch die Technik kaum ganz beherrschbaren Gefahr zu begegnen, kann sich der Analytiker nur immer wieder vor Augen führen, daß er mit den Ich-Funktionen und nicht mit dem Über-Ich analysieren soll.

Die Stellung der Perversionen in Metapsychologie und Technik

Ich habe vor relativ kurzer Zeit den Untergang eines brillanten, kaum 35-jährigen Schriftstellers miterlebt, der die extremste Ausformung einer manifesten sado-masochistischen Perversion aufwies, die mir jemals zu Gesicht gekommen ist. Im Anschluß an eine sorgfältig vorbereitete Begegnung mit einem sadistischen Partner, von dem er die physische und psychische Erniedrigung erfuhr, die er begehrte, und mit welchem er die homosexuelle Gier zu stillen vermochte, geriet er in einen halluzinatorischen Ausnahmezustand, steckte zwei Häuser in Brand, nachdem er alles kurz und klein geschlagen hatte, was er an Haushaltsgegenständen in diesen vorfand. Nach der Tat lauerte er auf Menschen, die in der Einsamkeit des Bergtals auftauchen könnten, wo seine Objekte im Dunst von Nebelschwaden verbrannten. Dabei phantasierte er Würge- und Erstechungsszenen, bis er plötzlich völlig ruhig und distanziert in seinem Auto nach Hause fuhr und seiner Umgebung in keiner Weise auffiel. Er fühlte sich psychisch gesund und war fähig, alles zu tun, was er beruflich vorhatte, und auch in seinen Beziehungen echte Wärme zu empfinden und sich seiner Frau und seinem Sohn liebenswert zu zeigen. Er wurde verhaftet, interniert, begutachtet und verurteilt. Ungebrochen und überzeugt, durch eine Psychoanalyse geheilt werden zu können, entwickelte er in der psychiatrischen Klinik eine intensive Tätigkeit; er schrieb Artikel und Abhandlungen, die laufend publiziert wurden. Ein eigentümlicher Zauber ging von ihm aus, der das Pflegepersonal und die Ärzteschaft in eine kaum merkliche euphorische Bereitschaft versetzte, dem Patienten in verschiedenster Weise entgegenzukommen. Er beteiligte sich in der Klinik an einer Gruppentherapie, verführte bald eine Kranke, wurde in Einzeltherapie genommen und schließlich in eine psychoanalytische Behandlung außerhalb der Klinik geschickt. Doch die voreilige Analytikerin brach die analytische Kur nach acht Sitzungen ab. Unheimliches lastete über diesem Fall. Ich wurde als Konsiliarius beigezogen und stellte fest, daß eine ambulante Psychoanalyse kontraindiziert war. Der Patient war einsichtig und bereit, freiwillig in der Klinik zu bleiben und sich allen Anweisungen zu fügen. Eine Ärztin und bald darauf ein Kollege fanden sich bereit, unter meiner Kontrolle mit dem Kranken zu arbeiten. Die Therapeuten fühlten sich der Aufgabe nicht gewachsen. Sie hatten Angst, und diese Ängste waren berechtigt. Der Patient war zuversichtlich, impulsiv, direkt, affektiv engagiert und einsichtig. Er steckte sich Blümchen ins lockige Haar, wenn er zur Sitzung kam. Dann, völlig unerwartet, nahm er sich an einem Sonntagmorgen das Leben.

Unsere Kunst reicht nicht aus, allen Patienten zu helfen, die bereit wären, sich einer Psychoanalyse zu unterziehen. Wir sind gewohnt, eine Indikation zu stellen und uns nur dort und dann in eine Psychoanalyse einzulassen, wenn wir annehmen, daß der analytische Prozeß auch sinnvoll in Gang kommen wird.

Ich frage: Was heißt es, einen analytischen Prozeß sinnvoll in Gang zu bringen, wenn psychosexuelle Störungen vorliegen, die sich im Verlaufe der Entwicklung zu manifesten perversen Syndromen verdichtet haben?

Ich möchte diese Frage zunächst indirekt beantworten: es besteht keine unmittelbare Beziehung zwischen einer fortschreitenden Vertiefung des analytischen Prozesses und einer dabei etwa zu erwartenden Auflockerung, Flexibilität und Reversibilität der Perversion. Das impliziert auch die mir wichtig scheinende Folgerung, daß es nicht das Ziel der psychoanalytischen Behandlung sein kann, die Perversion zu beseitigen. Die Analyse ist keine Kampfansage gegen die Perversion, sondern ein Prozeß, der zu einem möglichst umfassenden Verständnis der Funktion führt, die die manifeste perverse Aktivität im Rahmen der Interaktionen der psychischen Systeme und des Selbst einnimmt.

So wichtig es auch ist, perverse Patienten, dem pathogenetischen Gesichtspunkt folgend, im Hinblick auf Entwicklungsstörungen und Defekte im Ich und im narzißtischen Bereich zu untersuchen, um die Triebschicksale zu erklären, so werden damit doch im wesentlichen nur die Charakterneurosen, die narzißtischen Defekte, Depressionen, somatischen

Störungen etc. erfaßt, die diese Patienten in vielen Fällen als Begleitsymptome neben ihrer Perversion aufweisen. Um die Funktion der Perversion zu verstehen, muß ein anderer Aspekt in den Vordergrund gerückt werden: ein Symptom, welches in einer Querschnittsbetrachtung pathologisch ist und auf Defizienzerscheinungen in bestimmten Entwicklungsphasen zurückgeführt werden kann, ist in einer longitudinalen Betrachtung, die die Gesamtentwicklung der Persönlichkeit erfaßt, die bestmögliche Lösung für eine optimale Interaktion der psychischen Systeme und des Selbst. (Hartmann 1954) Zugegeben: Die bestmögliche Lösung für eine optimale Interaktion der psychischen Systeme kann tödlich sein.

Das Schicksal des Schriftstellers, der dem Malignom seiner Perversion erlag, kann mich nicht entmutigen, an dem Konzept festzuhalten, daß eine Perversion als Ich-Leistung besonderer Art aufgefaßt werden kann, die, in früher Kindheit angelegt, in der Adoleszenz oder im Erwachsenenalter als ausgeformte Perversion manifest wird. Das Schicksal des Schriftstellers soll nur eine Mahnung sein, daß wir dieses Konzept ohne Illusionen weiterverfolgen und darauf verzichten müssen, uns und unseren Patienten einen günstigeren Ausgang der psychoanalytischen Bemühungen zu versprechen, als es bisher der Fall war. Das Beispiel des perversen Schriftstellers führt indessen dazu, einen weiteren Gesichtspunkt zu betonen. Ich meine den quantitativen. Die Vehemenz, mit welcher sich der sexuelle Triebimpuls durchsetzt und mit den verschiedensten Sexualobjekten amalgamiert, der plötzliche Übergang eines sexuellen Erregungszustandes in einen Zustand relativer Triebruhe und die Fähigkeit dieser Patienten, mit dem psychisch gesunden Teil ihrer Persönlichkeit den kranken, perversen Teil zu betrachten und zu beschreiben, stellen quantitative Überhöhungen von Phänomenen dar, die allen Menschen eigen sind.

Wenn ich soeben hervorhob, daß ein Symptom – so pathologisch es in einer Querschnittsbetrachtung auch sein mag – eine kreative Leistung des Ich sei, die die optimalen Bedingungen zur Aufrechterhaltung eines relativen psychischen Gleichgewichts schafft, habe ich gewiß nicht die Spezifizität der Perversion charakterisiert. Jedes Symptom kann als eine kreative Leistung des Ich aufgefaßt werden. Ich meine, auch hier spielt ein quantitatives Moment die entscheidende Rolle. Diesem Gesichtspunkt kommt bei den Perversionen eine hervorragende Bedeutung zu.

Man kann sagen, daß alle Analysen, die wir durchführen, eine individualspezifische Eigengesetzlichkeit haben. Die Analysen mit Perversen aber haben eine Eigengesetzlichkeit, die soweit geht, daß sie keineswegs den Vorstellungen folgen, die der Analytiker aus der zutreffenden und theoretisch vorgezeichneten Pathogenese ableitet.

In allen Analysen zeigt sich, daß eine Abweichung im Verhalten nicht identisch ist mit dem, was im Unbewußten erlebt wird. Bei den Perversen geht es aber in ganz besonderer Weise darum, aufzuzeigen, daß die Etikette der Abweichung vom normalen Sexualleben das Wesentliche nicht sein kann. Es zeigt sich nämlich, daß die Triebbefriedigungen, die die Perversen in ihren absonderlichen Ritualen und Einrichtungen suchen, zwar regressive Ausformungen eines Strebens nach Lustgewinn und Befriedigung darstellen, daß aber die Triebbefriedigung selbst einem Funktionswandel unterliegt.

Auch hier kann man sagen, jede Triebbefriedigung unterliege insofern einem Funktionswandel, als sie normalerweise auch der Aufrechterhaltung der narzißtischen Homöostase dient. Was indessen die Perversen mit der Erreichung ihrer sexuellen Ziele erstreben und außerordentlich hartnäckig besetzen, ist keineswegs Triebbefriedigung, sondern die Aufrechterhaltung ihrer desexualisierten Objektbeziehungen, ihrer zielgehemmten, zärtlichen Gefühle, ihrer Idealbildung und Ambitionen innerhalb des sozialen Rahmens, in dem sie leben und an den sie sich angepaßt haben. Das Selbstwertgefühl der Perversen, ihr Identitätsgefühl, auch was ihre Geschlechtsrolle betrifft, hängt in ganz entscheidender Weise von der Aufrechterhaltung all jener Ich-Funktionen und Libidobesetzungen ab, die sich – wie abgelöst vom sexuellen Syndrom ihrer Perversion – in der Gesamtentwicklung ihrer Persönlichkeit ausgebildet haben.

Für den Analytiker ist es wichtig zu wissen, daß das, was der Patient als Triebbefriedigung schildert, eine andere Bedeutung hat: der Funktionswandel, dem die Triebhandlung der Perversen unterliegt, steht so im Vordergrund, daß die

Triebbefriedigung an sich nicht nur sekundär, sondern in den meisten Fällen merkwürdig gering besetzt, unterbewertet, ja beinahe indifferent ist.

Ich habe nun eine Reihe von an sich allgemeingültigen Gesetzmäßigkeiten der menschlichen Psyche beschrieben, die nicht als Phänomen oder als Tendenz für Perversionen charakteristisch wären, sondern erst im Zusammenhang mit der quantitativen Überhöhung der Bedeutung, die sie erfahren, einen Kreis schließen, der den manifesten Perversionen eine besondere Stellung in Metapsychologie und Technik zuordnet.

Diese besondere Stellung geht auf die Spezifizität eines frühkindlichen Triebschicksals zurück, das weder zu einer Psychose noch zu einer Präpsychose noch zu einer narzißtischen Neurose, nicht zu einem psychosomatischen Syndrom und nicht zur Ausbildung einer Psychoneurose führt, obschon perverse Symptome in allen genannten Formen psychischen Krankseins auftreten können.

Was also sind Perversionen? – Perversionen sind – metapsychologisch gesehen – in allererster Linie Funktion. Diese Funktion läßt sich am besten als Plombe, Pfropf, als ein heterogenes Gebilde beschreiben, das die Lücke schließt, die eine fehlgegangene narzißtische Entwicklung geschaffen hat. Dank dieser Plombe wird die Homöostase im narzißtischen Bereich ermöglicht und aufrechterhalten.

Unter dem Begriff der narzißtischen Entwicklung wird der Prozeß verstanden, der zur Abgrenzung des Selbst führt. Dabei werden die Selbstrepräsentanzen und die Objektsrepräsentanzen ausgebildet. Dies geschieht einerseits auf dem Wege der Verinnerlichung und Integration der idealisierten Elternimago, wodurch das Ich-Ideal aufgerichtet wird. Andererseits geschieht dies durch die Umformung des grandiosen Selbst in ein lustvoll erlebtes Bild der eigenen Person und des eigenen Körpers, wodurch die Fähigkeit ausgebildet wird, Ambitionen zu spüren und auf Ziele zu richten. (Kohut 1971 a) Dabei festigt sich das Selbstwertgefühl, die Beziehung zum eigenen Körper, kurz: die psychische und sexuelle Identität. Psychodynamisch betrachtet spielt die adäquate, empathische Erlebnisfähigkeit der Mutter in der Dualunion mit dem Kind eine entscheidende Rolle. Im gesunden Prozeß der narzißtischen Entwicklung sind die integrierenden und umformenden Prozesse mißlungen. Das Selbst rundet sich nicht ab: es bleibt eine Lücke. Das Selbst entleert sich, wird inhaltslos und gefühlskalt. Weil es sich so verhält, ist auch die Metapher einer Plombe, eines Pfropfes, das heißt einer Verbindungs- oder Überbrückungsstruktur geeignet, um zu verstehen, welche Funktion eine Entwicklung zur Perversion hat.

Sind bei einer gestörten narzißtischen Entwicklung die integrierenden und umformenden Prozesse mißlungen, heißt das ja, daß sich die Realitätserfahrungen den »Wahnbildungen« der primär-prozeßhaften Interpretation der Realität nicht anzupassen vermochten. Es bleibt dann ein innerer Widerspruch bestehen, der dauernd die realitätsangepaßten Ich-Strukturen bedroht und in Frage stellt, weil Illusion und Wirklichkeit nicht in Übereinstimmung gebracht werden können. Die Perversion als Funktion hat den Sinn, diesen inneren Widerspruch zu überbrücken und den mißlingenden Entwicklungsverlauf funktionell abzurunden und zu vervollständigen. Dabei hat man sich vorzustellen, daß noch während der traumatisierenden Periode der narzißtischen Entwicklung stufenlos und appositionell jene prothetische Ergänzung von kreativen Kräften des Kindes *in statu nascendi* erfunden wird, um die entsetzliche Lücke auszufüllen, die die fehlgehende Entwicklung des Selbst aufzureißen droht. Diese prothetische Ergänzung stellt das Resultat einer Umformung aggressiver Energien in eine polymorphe Struktur dar. Je stabiler diese Struktur ist, desto mehr kann narzißtische Wut von ihr absorbiert werden. Das perverse Syndrom ist dann ein fester Bestandteil der Gesamtperson. Die Plombenfunktion der Perversion ist dauerhaft und festgefügt. Ist diese Struktur labil, drohen bei geringen Belastungen aggressive Durchbrüche, die von schweren Regressionen begleitet sind. In diesen Fällen ist die Plombenfunktion der Perversion ungenügend.

Die Stabilität oder Labilität der prothetischen Überbrükkungsstruktur im Selbst hängt vom weiteren Verlauf der Ich- und Libidoentwicklung ab. Die prothetische Ergänzung erhält in diesen Entwicklungsprozessen ihre strukturellen und libidinösen Charakteristika, die die Charakteristika der verschiedenen klinischen Formen der sexuellen Perversionen darstellen. Die Energien, die die Konglomerate zusammenschweißen, die aus dem weiteren Entwicklungsprozeß isoliert werden, sind Sexualität und Aggression. Die in der menschlichen Sexualität bereitliegende polymorph-perverse Anlage wird durch nicht-neutralisierbare Aggression quantitativ überhöht und ungeachtet ihres strukturellen und funktionellen Stellenwerts im Entwicklungsprozeß zur Plombe gegossen, die, abdichtend, die Kontur der Lücke im narzißtischen Sektor nachzeichnet. So wird, gleichsam künstlich, die mißlingende narzißtische Entwicklung kompensiert.

Die narzißtische Entwicklung ist das Fundament, auf welchem sich die Ich-Entwicklung und die Libido-Entwicklung aufbauen. Menschen mit einem perversen Sexualleben waren Kinder, deren Ich- und Libidoentwicklung auf der Basis einer narzißtischen Entwicklung mit Plombe erfolgte.

Es scheint sinnvoll zu sein, dieses Konzept im Sinne einer Abstufungsreihe zu verstehen. Es gibt wahrscheinlich überhaupt keine narzißtische Entwicklung, die so ideal verläuft, daß sich nicht eine mehr oder weniger stumm bleibende Plombenbildung einstellte. Auf der einen Seite dieser Reihe kämen Entwicklungen mit stummen Mikroplomben zu stehen. Auf der anderen Seite wären schwer pathologische, psychische Defektentwicklungen einzuordnen, bei welchen die Plombenbildung mißlingt, weil die Störungen im narzißtischen Bereich eine so große Lücke hinterlassen, daß an Reparatur nicht zu denken ist. In der Fragmentierung, die dann im Erlebnisbereich in den Vordergrund tritt, erscheinen die perversen Symptome als »Zwischenglieder« organisiert, aber losgelöst von anderen psychischen Strukturen. Im ganzen betrachtet darf man nicht übersehen, daß die große Mehrzahl aller Perversen im Mittelbereich dieser Reihe zu finden ist. Unter diesen Menschen gibt es nur relativ wenige, die im Laufe ihres Lebens ärztlichen Rat suchen oder sich gar in psychoanalytische Behandlung begeben. Ihnen ist allen gemeinsam, daß sie neben der auffälligen Abweichung in ihrem Sexualleben eine Persönlichkeitsentwicklung aufweisen, die es ihnen gestattet, libidobesetzte Objektbeziehungen herzustellen und aufrechtzuerhalten, andauernde Interessen auszubilden und zu verfolgen, und daß sie in ihrem Leben keinen Knick der Entwicklungslinien aufweisen, der sich in ihrem Sozialbereich entscheidend ausgewirkt hat.

Die Annahme einer Abstufungsreihe erlaubt es, noch einen anderen Gesichtspunkt hervorzuheben. Die Plombenbildung, die eine mißlingende narzißtische Entwicklung in der frühen Kindheit so erfolgreich abrundet und konsolidiert oder doch abrunden und konsolidieren kann, daß Ich- und Libidoentwicklung in irgendeiner Art gelingen – diese Plombenbildung hat eine innere Struktur. Innerhalb dieser strukturellen, intrasystemischen Ordnung läßt sich eine neue Reihe erkennen. Auf der einen Seite steht das unbelebte, ungeformte und undifferenzierte Objekt im Mittelpunkt, um den sich die Perversion kristallisiert; auf der anderen Seite steht das belebte, Gestalt annehmende, hochdifferenzierte Objekt, an dem sich die reife Liebesbeziehung des Menschen entwickelt. Auch hier steht die große Mehrzahl der Menschen im Mittelbereich der Reihe. Alle Formen von Homosexualität und Bisexualität ordnen sich im Mittelbereich ein.

Im Laufe der letzten Jahre empfand ich eine tiefe Skepsis, weil ich die Vermutung nicht los wurde, mein Konzept sei nicht mehr als ein Versuch, mit den eigenen, unbewußten Konflikten besser fertig zu werden, die in Analysen mit meinen Patienten in mir reaktiviert wurden. Ich hätte nicht den Mut gehabt, dieses Konzept kompromißlos zu vertreten, hätte ich nicht in Papua-Neuguinea eine kulturanthropologische Bestätigung erfahren. Beim großen Initiationsfest der Yatmul im Dorfe Palimbei des mittleren Sepikdistriktes bin ich institutionalisiertem Transvestitismus begegnet.

Das Krokodil ist das heilige Tier dieser Wasserkultur. Die Erde, auf der das Dorf steht, ist der Rücken des Krokodils, der aus dem Wasser ragt. Das Männerhaus, der Tambaran, stellt dasselbe in verdichteter Form dar: einen Teil des Krokodilrückens, der alles Leben und die Erhaltung desselben vermittelt. Im Tambaranhaus erfahren die jungen Männer die Initiation. Man schneidet ihnen das Bild des Schuppenkleides des Krokodils durch Dutzende von tiefen Wunden in Rücken und Arme. Der Kopf des jungen Mannes wird so dem Krokodilkopf entsprechen, der im Mythos dieser Kopfjägerkultur große symbolische Bedeutung hat. Ist unter strengem Ausschluß der Frauen die Heilung der Wunden im Tambaranhaus erfolgt, kehren die Frischinitiierten ins Dorf zurück. Ein großes Fest findet statt. Die Initiierten werden auf Hocker gesetzt und angewiesen, ausdruckslos eine Stelle des Bodens anzustarren. Hinter ihnen sitzen die Alten, die Väter, und singen und spielen eine überaus traurige Musik. Viele der Alten weinen. Nun treten die Frauen auf, die zu den Familien der Initiierten gehören. Sie sind als Männer verkleidet und tanzen mit nackten Brüsten hektisch-phallisch um die Initiierten herum. Sie kommen manchmal ganz nahe an diese heran, versetzen ihnen kleine Stöße oder berühren sie in fast zärtlicher Weise. Das ganze Dorfvolk steht im Halbkreis um die Gruppen. Man hört jetzt Gelächter und Jauchzen im Volk. Eine Bewegung geht durch alle Zuschauer. In der Ferne sieht man merkwürdige Gestalten heranhinken. Es sind die Wau, die Brüder der Mütter der Initiierten. Sie sind in grotesker Weise als Frauen verkleidet, tragen den Kopfschutz der Frauen, eine Art Kapuze, die das halbe Gesicht verdeckt, und in der einen Hand das gehärtete Sagopalmenblatt, auf dem die Fauen die Nahrung für die Ihren bereiten. Die Wau fallen um, sind hilflos und ungelenk und führen dies auf wie einen Tanz. Die Darstellung der Schwäche der Frau wirkt auf alle belustigend, denn in der Gesellschaft der Yatmul ist die Frau nie so erlebbar. Sie ist, ganz im Gegenteil, das Zentrum von allem, was die soziale Einheit der Kultur festigt und zusammenhält.

Der Wau kommt jetzt näher. Er beginnt um die Initiierten zu tanzen und mischt sich unter die als Männer verkleideten Frauen. Inzwischen sind die Alten zu ihren Schützlingen gekrochen, haben große Palmenbüschel vor diese in den nassen Boden gesteckt und eine Bastschnur um das Fußgelenk des Initiierten gelegt. Jetzt hocken sie wieder unter den Musikanten, die Bastschnur wie eine Leine fest in der Hand. Der Tanz der verkleideten Frauen wird weniger hektisch. Jetzt tanzen nur mehr einige mit deutlich ermüdeten Gesten. Das Volk wird ganz still. Die Klänge der Musik und die Gesänge sind von unbeschreiblicher Melancholie. Der Wau umtanzt den Initiierten mit seinem, nun nicht mehr hilflosen, sondern rührenden Verführungs-Tanz. Er kniet vor ihm nieder, umkreist ihn mit zärtlichen, streichelnden Bewegungen und einem sehnsuchtsvollen Blick. Dann rennt er plötzlich zum nahen Pfuhl der Schweine, wälzt sich im Dreck, rundum. Das ganze Gesicht ist voll Schlamm. So kehrt er zurück. Auf dem

Palmblatt liegen Teile von Schweinefutter, die er nun nimmt und versucht, in den Mund des Initiierten zu stecken, symbolisch natürlich, aber mit so viel Hingabe, daß jedem Zuschauer unheimlich zumute wird. Unheimlich vor allem, weil die Initiierten bei all dem Geschehen so völlig regungslos dahocken und starr einen Punkt vor sich fixieren. Sie nehmen – im Gegensatz zu allen anderen – keinen Anteil.

Es ist offensichtlich, daß der Wau die frühe, prägenitale Mutter darstellt, die ihr Kind in allen Phasen seiner Libidoentwicklung begleitet, beeinflußt und mitbestimmt. Der Wau stellt in seinem Tanz und Gebaren die Inzestversuchung und -verführung dar. Der Sinn des ganzen Rituals ist, vorzuführen und darzustellen, wie der junge Mann nach vollendeter Initiation ganz in die Männergemeinschaft, also in die Krokodilgemeinschaft des Mythos, inkorporiert und damit gegen die Inzestversuchung immun geworden ist.

Alle Initiationsrituale haben diesen Sinn. Ich habe viele in afrikanischen Kulturen miterlebt. Sie sind im allgemeinen voll von symbolischen Bedeutungen, die oft schwer zu verstehen sind. Noch nie aber habe ich zuvor ein Initiationsritual gesehen, bei welchem die Inzestversuchung und -verführung so direkt und so genau die Erlebnisqualität der frühen Mutter-Kindbeziehung nachzeichnet wie bei den Yatmul. Und bei keinem mir bekannten Initiationsritual wird der tiefe, unbewußte Zusammenhang zwischen der prägenitalen, phallischen Mutter und dem ödipalen Kastrationskomplex so offen und drastisch zur Darstellung gebracht wie bei ihnen: die als Männer verkleideten Frauen, die den Tanz der Wau einleiten, sind die penislosen, phallischen Frauen und gleichzeitig das Symbol des kastrierten Vaters. Der Wau, der als Frau verkleidete Bruder der Mutter, stellt den Phallus dar, der, zwar abgelöst von der Frau, zu ihr gehört und auch wieder das Bild des kastrierenden Vaters unter der transvestitischen Verkleidung verbirgt.

Das Ergreifendste an diesem Schauspiel ist die emotionale Wucht, mit der das Geschehen jedem einzelnen Mitglied der Krokodilgemeinschaft des Dorfes vermittelt und eingraviert wird. Auch der Fremde kann sich dieser inneren Bewegung nicht entziehen. Eine solche Intensität exhibitionistischer Ausdrucksmittel wäre nie möglich, wenn die wirkliche Mutter das Schauspiel vorführte. Auch eine andere Frau könnte es nicht bewältigen. In der Kultur der Yatmul erfand die kreative Kraft des Volkes den für ihre Bedürfnisbewältigung notwendigen Rahmen, den Transvestitismus. Man könnte von einer soziokulturellen Plombe sprechen, die ganz allgemein allen Initiationsriten zukommt, wenn man die integrierende Wirkung in den Vordergrund stellt, die von diesen Riten ausgeht. Bei den Yatmul zeigt der Transvestitismus die Plombenfunktion besonders deutlich, wenn emotionales Geschehen in der ganzen Gemeinschaft so intensiv in Bewegung gebracht wird, daß durch das gemeinsame Erleben das Bewußtsein der sozialen Zusammengehörigkeit in diesem und keinem anderen soziokulturellen Bereich entsteht und fortdauert. Da wundert es nicht, wenn die christlichen Missionen, die am Sepik-Fluß eine beängstigend erfolgreiche Infiltrationsleistung vollbringen und kulturzerstörend wirken, im Dorf Palimbei, trotz vieler Anstrengungen, nicht Fuß fassen können.

Ich will auf mein Thema zurückkommen und mich nur der Stellung der Perversionen in der Theorie der Technik zuwenden.

In der Analyse perverser Patienten muß der Analytiker die Funktion der Perversion als Plombe im narzißtischen Sektor grundsätzlich respektieren. Drei stets drohende prozeßhafte Entwicklungen sollten im analytischen Prozeß vermieden werden:

1. Die Übertragung dieser Patienten darf nicht in den Dienst der Sprengung der Plombenfunktion der sexuellen Syndrome gestellt werden, weil sonst eine vom Analytiker bewirkte, narzißtische Regression droht, die die geglückten Resultate der Ich- und Libidoentwicklung in Mitleidenschaft ziehen kann.
2. Weil die Objektbesetzungen nicht aufrechterhalten werden können, die der Patient in der Übertragung immer wieder vornimmt, droht auch immer wieder die Gefahr, daß der Analytiker als Übertragungsobjekt regressive Prozesse fördert, die die eigentliche Struktur der perversen Symptombildung aufsplittern, wodurch die Defekte in der Ich-Bildung bloßgelegt werden. In diesem Zusammenhang ist besonders auf die Gefahr vorzeitiger Deutungen

aggressiver Regungen hinzuweisen, zu denen der Analytiker von solchen Patienten besonders leicht verführt wird. Wenn dies geschieht, verliert die Perversion gleichsam die innere Konsistenz und damit ihre Plombenfunktion. Eine ähnliche, nicht weniger gefährliche Entwicklung kann sich im Deutungsprozeß einstellen, wenn der Analytiker einseitig die gesellschaftliche Realität vertritt und damit die intrapsychische Polarisierung beim Analysanden verstärkt.

3. Die Perversion soll als Ganzes nicht auf die Person des Analytikers übertragen werden, denn die Tatsache, in Analyse zu sein, oder die Person des Analytikers können niemals die Funktion des Pfropfes – Plombe oder narzißtische Homöostase – erfüllen. Fetischisten haben erfahrungsgemäß eine besondere Neigung, ein derartiges Analysen-Patt anzubieten. In solchen Fällen entwickelt sich eine ungünstige, regressive Abhängigkeit in der analytischen Beziehung. Der Analytiker hat rechtzeitig dafür zu sorgen, dieses Übertragungsangebot von seiner Person abzulösen, indem er an dieser Stelle den Phantasiecharakter solcher Vorstellungen deutet und auf den kreativ-integrierenden Aspekt der Übertragungsphantasien hinweist.

Welchen Linien aber folgt der analytische Prozeß mit Perversen? Bevor ich versuche, diese Linien konzeptuell zu fassen, möchte ich ein klinisches Beispiel einfügen:

Es handelt sich um einen 28jährigen, unauffälligen Mann mit strähnigem, fettem Haar, verkniffenen Gesichtszügen, einem schlecht sitzenden Anzug aus bestem, aber zu dickem Stoff, klobigen Schuhen mit reichen Verzierungen. Eine Anzahl von Amuletten, Ringen und Schmuckstücken, diskret angebracht, bemerkt man erst später. Er ist Ausländer und arbeitet als Leiter und Verkäufer völlig allein in einem kleinen Laden, der einer Firma aus seiner Heimat gehört. Er verdient genügend, lebt einsam in einer kleinen, sorgfältig eingerichteten Wohnung. Alles an ihm und um ihn ist korrekt. Seine Mutter lebt in chronischer Panik in einer europäischen Großstadt. Mikrokatastrophen aller Art, die sie ihm telephonisch und brieflich übermittelt, halten den Patienten in Atem. In seiner frühen Kindheit war er auf den Polizeikommissariaten der Großstadt als das Kind bekannt, das seiner Mutter dauernd verloren ging. Sein Vater lebt, seit 20 Jahren geschieden, als skurriler Künstler auf einer Insel. Der Stiefvater ist ein grober, undifferenzierter Geschäftsmann. Der Patient ist ein manifest Homosexueller mit einer masochistischen Perversion. Er sucht sich grobe, undifferenzierte Partner, reizt sie, ihn zu verfolgen, und läßt sich unter oft abenteuerlichen Umständen, in ritualisierter Abwehr und unter heftigen Schmerzen anal koitieren, wobei er einen Orgasmus erlebt. In der Analyse erzählte er lange, stockend und leise von seiner Verzweiflung wegen seines Sexuallebens und legte die Schuldgefühle dar, die ihn wegen seiner Gleichgültigkeit seiner Mutter gegenüber quälten. Ich sagte ihm, daß ich den Eindruck habe, er leide mehr unter einem entsetzlichen Leeregefühl und einer inneren Beziehungslosigkeit als unter seinen sexuellen Störungen. Ich meinte zu verstehen, daß, ganz im Gegenteil, gerade die sexuellen Kontakte das beängstigende Leeregefühl beheben und daß er deshalb eine Erleichterung spürte, auch wenn seine sexuellen Erfahrungen für ihn immer wieder schmerzlich seien.

Dieses Deutungsmodell weist auf den entscheidenden Punkt hin, an dem bei allen Perversionen angesetzt werden muß: Das perverse Sexualverhalten überbrückt und behebt die im Hintergrund lauernde Unmöglichkeit, die Realitätserfahrungen des täglichen Lebens den illusionären Vorstellungen der primärprozeßhaften Interpretation der Realität anzupassen. (Lincke)

Der Patient schwieg lange. Tränen traten ihm in die Augen. Schließlich gab er seinem Erstaunen darüber Ausdruck, daß ich ihn so ganz richtig verstanden hätte, obschon er mir ja gar keine Anhaltspunkte dafür habe geben können. Damit begann sich eine übertragungsähnliche, idealisierende Beziehung zu mir herzustellen, wie sie sich bei narzißtischen Neurosen entwickelt. Eine Vertiefung dieser idealisierenden Beziehung ergab sich, als ich ihm deutete, daß es weniger die Schuldgefühle der Mutter gegenüber seien, die ihn quälten, als vielmehr die enorme Irritation, die er jeweils empfinde, wenn er mit mir in Kontakt komme oder sich mit mir in Gedanken beschäftige.

Diese beiden Deutungen wurden zum Ausgangspunkt

einer immer ausführlicheren Schilderung dessen, was in ihm vorging, wobei alles, was er berichtete, darauf ausgerichtet war zu bestätigen, was ich verstanden hatte. Er lockerte sich auf und entspannte sich während der analytischen Stunden. Später konnte ich ihm deuten, wie sehr er zurecht an seinen sexuellen Aktivitäten hing, da diese für ihn eine der wichtigsten Funktionen erfüllten, um ihn in die Lage zu versetzen, überhaupt so leistungsfähig und zielbewußt im Leben zu stehen.

Ein Patient mit voll ausgebildeter narzißtischer Neurose würde auf eine solche Deutung mit einer Kränkung reagieren, weil er ein Lob oder eine Überschätzung seiner Person vermuten müßte, die ihm infolge seines Selbstunwertgefühls unerträglich wäre. Er würde etwa sagen, er sei weder leistungsfähig noch zielbewußt und der Analytiker verstehe ihn überhaupt nicht mehr. Narzißtisch gestörte Patienten reagieren so, weil bei ihnen der Riß zwischen den illusionären Interpretationen der Realität und der Erfahrungsrealität offen zu Tage tritt.

Bei meinem Patienten war dies anders. Die Valorisierung seiner sexuellen Symptome hatte bereits zur Festigung des Selbstgefühls beigetragen. Er verstand meine Deutung nun so, als ob er wegen seiner Perversion oder doch durch sie leistungsfähig und zielbewußt wäre. Da ich ihm aber leistungsfähig und zielbewußt erschien, versuchte er mich in die Rolle seiner illusionären Vorstellungen vom Objekt hineinzumanipulieren. Die bis dahin schwebende, übertragungsähnliche, dualunionistische Beziehung wandelte sich plötzlich in eine objektbesetzte, sadoanale, rivalisierende Einstellung zu mir als Partner. War ich bisher Funktion, um sein Selbst im Sinne einer Erweiterung und Ergänzung zu vervollständigen, wurde ich nun zum Objekt mit einer spezifischen Besetzung. Er drehte sich um, schaute mich an und sagte:

»Wenn Sie alles, was in mir vorgeht, so gut verstehen, kann es nicht anders sein, als daß Sie selbst die gleichen sexuellen Erfahrungen haben wie ich. Ich vermute, Sie haben mich nur in Behandlung genommen, weil Sie selbst homosexuell sind.«

Dabei betrachtete er mich halb traurig, halb triumphierend. Ich hatte schon während einiger Zeit eine derartige Wendung erwartet. Sie ist für Perverse geradezu typisch. Ich war darauf vorbereitet, in einem solchen Moment meine bisherige Rolle als Funktion, als »expanded self«, unmittelbar aufzugeben und mich dem Patienten als Objekt seiner libidinösen Besetzung zu zeigen. Ich sagte ihm:

»Sie haben nie anders als mit größter Verachtung von Ihren homosexuellen Erlebnissen gesprochen und benützen jetzt die Vorstellung, ich sei homosexuell, um Ihre Verachtung für mich zum Ausdruck zu bringen. Das tun Sie aber nur deshalb, weil Sie befürchten, mein Verständnis für Sie und meine Zuwendung seien Lug und Trug, dahinter verberge sich meine Geringschätzung und Verachtung für Sie.«

Schon während ich sprach, hatte sich der Patient wieder hingelegt. Er schwieg.

Meine Deutung hatte einen richtigen Ansatz, war aber von einer Abwehr durchsetzt, die mir damals nicht bewußt war. Die Vermutung meines Patienten, ich hätte ihn in Behandlung genommen, weil ich selbst homosexuell sei, entsprach zweifellos dem Bedürfnis, ein Stück der Realität, in der er jetzt lebte, nämlich die analytische Beziehung, illusionär, das heißt magisch-symbolisch, zu interpretieren. Obschon mir bereits damals klar war, daß dieses Bedürfnis durch die Realitätserfahrung der analytischen Beziehung nicht widerlegt werden darf, sondern bestätigt werden muß, hatten Ängste vor der eigenen Homosexualität dazu geführt, mich vorübergehend in eine Abwehr geraten zu lassen.

Die Deutung hätte so lauten sollen: »Ihre Phantasie, ich hätte die gleichen sexuellen Erfahrungen wie Sie und sei homosexuell, drückt doch aus, wie wichtig es für Sie ist, in mir einen Partner zu finden, der Ihren Vorstellungen entspricht und sie nicht widerlegt. Nur wenn das gelingt, können Sie sich wohl fühlen. Im Grunde haben Sie Angst, ich könnte gerade dieses Bedürfnis, das Sie haben, nicht verstehen und auch nicht richtig darauf eingehen.«

Unzutreffend und von Abwehr motiviert war in meiner Deutung das Gewicht, welches ich der Verachtung beigemessen hatte. Gleichzeitig wird an diesem Beispiel ersichtlich, wie leicht eine vorzeitige und unrichtige Deutung der Aggression bei Perversen und Homosexuellen vorkommen kann.

Ich habe bereits erwähnt, daß mein Patient auf meine Deutung hin schwieg. Dann begann er:

»Ich wollte Ihnen übrigens sagen, daß ich gestern abend

mit meinem Wagen den Quai entlang gefahren bin, an dem Sie wohnen, und einen Partner suchte. Ich fand einen, doch habe ich ihn später aus den Augen verloren. Alles war schon vereinbart. Wir wollten auf getrennten Wegen zu meinem Wagen gehen. Dann kam er nicht. Ich fühlte mich schlecht, ganz leer und wertlos, wie Sie sagten. Zuhause kam mir in den Sinn, daß ich heute wieder zur Stunde kommen würde und daß ich ja jetzt Sie habe. Dabei dachte ich, Sie seien sicher pervers, vielleicht mit Schuhen oder Lederriemen.«

Seine Stimme wurde immer leiser. Er zeigte eine leichte motorische Unruhe, zuckte mit den Füßen und zitterte an den Händen. Dabei wischte er sich den Schweiß vom geröteten Gesicht.

Es war offensichtlich, daß mein Patient die Objektbesetzung, die er in der Übertragung auf mich vorgenommen hatte, nicht aufrechterhalten konnte. Er drohte zu regredieren und projektiv an mir die Züge der destruktiven, prädipalen, phallischen Mutter zu reaktivieren. Die deutlichen Zeichen einer Irritation wiesen darauf hin. Das durfte nicht zugelassen werden. In solchen Momenten muß der Analytiker voraussehen, daß er jetzt wieder im Sinne einer funktionellen Erweiterung des Selbst des Patienten wirken sollte, damit die Überbeanspruchung im affektiven Haushalt vermieden wird. Dem Perversen steht ja keine strukturierte Abwehrorganisation zur Verfügung, um Affektdurchbrüchen anders zu begegnen als mittels seiner sexuellen Notfallfunktion, der Perversion. Man darf, technisch gesehen, nun nicht wartend oder fragend nach weiteren Aufschlüssen suchen. Man muß vielmehr dafür sorgen, daß die narzißtische Form der übertragungsähnlichen Beziehung von früher sich wieder einstellt. Ich zögerte deshalb nicht, dem Patienten eine rekonstruktive Deutung zu geben, die den aktualisierten Übertragungsbezug auf sein frühkindliches Schicksal zurückbezog. Dabei versuchte ich, das zu formulieren, was ich aus seinen Schilderungen während früherer Stunden erraten hatte. Es ist eine wichtige Erfahrung, zu wissen, daß gerade die rekonstruktive Deutung, die mehr auf empathischem Verstehen als auf bereits verbalisierten Erinnerungen beruht, sich technisch dafür eignet, eine idealisierende Form der narzißtischen Übertragung zu fördern.

So sagte ich dem Patienten: »Ich kann sehr gut verstehen, was gestern abend in Ihnen vorging, nachdem Sie Ihren sadistischen, homosexuellen Partner verloren hatten und zuhause an Ihre Analysestunde und an mich dachten. Im Grunde genommen waren Sie gerührt über mich, mein Verständnis und meine Zuwendung. Sie konnten aber mit Ihrer Rührung nichts anfangen. Sie war Ihnen fremd. So ist es einst in Ihrer Kindheit Ihrer Mutter mit Ihnen, einem rührenden, kleinen Knaben ergangen, mit dem sie nichts anfangen konnte, der ihr fremd geblieben ist. Ihre Mutter geriet in Panik, wenn sie Sie auf der Straße oder im Warenhaus verloren hatte. Diese Panik war Ausdruck einer Irritation, die sie anstelle der warmen, zärtlichen Gefühle der Zuwendung empfand, die ihr verschlossen waren.«

Mein Patient entspannte sich, hörte auf zu zittern und wirkte beruhigt. Ich fuhr fort und sagte:

»Eigentlich stimmt das gar nicht, was ich über die Verachtung gesagt habe. Was Sie verachten, ist höchstens Ihre Unfähigkeit, Zuwendung zu spüren und eigene Zuwendung zu genießen. Sie verachten weder mich noch Ihre Homosexualität, sondern sind voller Hoffnung, sich hier und mit ihren homosexuellen Partnern wohl zu fühlen.«

Nach dieser Deutung, mit welcher ich intuitiv und ohne es damals bewußt verstanden zu haben, meine Abwehr in der Gegenübertragung aufgeben konnte, war der Patient von Gefühlen der Rührung überwältigt. Die Idealisierung, die ich erfuhr, war bald grenzenlos und drückte sich in einer Wandlung aus, die auffällig war. Er sah viel besser aus, hatte häufig etwas Strahlendes in seinem Ausdruck und wurde initiativ und unternehmungslustig. Ein Stück autoplastischer, statt der bisher alloplastischen Anpassung hatte sich vollzogen. Er besuchte Gaststätten, wo Homosexuelle sich treffen, und fand zum ersten Mal in seinem Leben einen zärtlichen Partner, mit dem er die homosexuelle Liebe genießen konnte.

Viel später traf er auf einen wesentlich jüngeren Partner. Sie lachten und scherzten und vereinbarten die Liebesnacht. Dann redeten sie aber stundenlang, bis sich das Gespräch zu einer psychoanalytischen Situation umformte, in welcher der Jüngere seine Probleme und Konflikte darlegte, mein Patient ihm fein differenzierte Antworten, auch Deutungen gab, und beide schließlich gegen Morgen erschöpft nebeneinander einschliefen. Der sexuelle Kontakt erschien beiden konfliktlos überflüssig geworden zu sein. Diese Ausführungen müssen als Illustration genügen, um das Konzept der Theorie der Technik, das ich kurz zusammenfassen will, zu beleuchten.

Die Linien, nach welchen sich der analytische Prozeß entwickelt, folgen den Gesetzmäßigkeiten der Dynamik und der Besetzungsökonomie der Funktion der Plombe im narzißtischen Erlebnisbereich, der Funktion also, die sich auf das Sexualverhalten entscheidend auswirkt.

Welches ist diese Funktion?

Die Perversen besetzen ihre Objekte und die Handlungen ihrer Partner – die Homosexuellen ihre Partner als Gesamtperson – probeweise mit Libido. Diese Libidobesetzung wird identifikatorisch entlehnt oder fusionell benützt, um die Selbstrepräsentanzen aufzuladen. (Greenacre 1955) Weil das Leitobjekt die Besetzung im gleichen Moment verliert, in welchem das Selbst damit besetzt werden sollte, bleibt das Selbst leer. Dies ist so, weil Selbst und Objekt mangelhaft getrennt sind. Die mangelhafte Trennung von Selbst und Objekt bewirkt Verwirrung und Widerspruch zwischen Phantasie und Realität.

Dieser Besetzungsmodus wird nun durch die Sexualität quantitativ und qualitativ dramatisiert. Quantitativ dadurch, daß die Besetzungsmodalität zwischen Selbst und Objekt zu oszillieren beginnt und mit der sexuellen Erregung gesteigert wird. Im Moment des Orgasmus entsteht ein qualitativer Umschlag, indem die sexuelle Befriedigung, zu Wohlbefinden transformiert, dem Selbst und dem Objekt gefestigtere Repräsentanzen verleiht. Solche Stabilisierung der Repräsentanzen – so wenig dauerhaft sie auch sein mag – entsteht auch dann, wenn der Phantasie nur vorübergehend Realitätscharakter verliehen wird. Das narzißtische Gleichgewicht stellt sich ein. Wenn nun unter dem Druck der Realität erneut eine narzißtische Disharmonie zu entstehen droht, meldet sich automatisch der Drangzustand, der zur perversen Handlung führt.

Die Analysen solcher Patienten beginnen gewöhnlich mit probeweisen Libidobesetzungen des Analytikers als Objekt.

Es entsteht eine Übertragung wie bei den Psychoneurosen. Was sie von diesen unterscheidet, ist eine oft heftige, aber stets frühzeitige Sexualisierung, wodurch die Übertragung in gefährlicher Weise durch Regression desintegrieren kann, weil die Erfahrung die Phantasie zu widerlegen droht. Gewöhnlich kommt es weniger zu schweren Regressionen als zu negativen therapeutischen Reaktionen. Der Patient läßt sich nicht mehr ein. Die Analyse bricht ab. Die frühzeitig auftretende Sexualisierung erkennt man an irritativen Spannungen in der Übertragung, die sich schnell beruhigen, wenn sich der Analytiker auf die bestehende Bereitschaft des Patienten einläßt, eine narzißtische, das heißt idealisierende oder aber Spiegelübertragung zuzulassen und aufzubauen. Diese Bereitschaft liegt deshalb vor, weil die libidinöse Objektbesetzung jetzt, nach dem Vorbild der Plombenfunktion der Perversion, dem Selbst zugeführt werden muß. Gelingt diese Wandlung der Übertragung, hört der Analytiker auf, Objekt zu sein. Er ist nun Funktion im Dienste des »expanded self«. (Kohut 1971 a)

Weil die Objektbesetzung stufenlos in eine Besetzung des Selbst umgeformt wird, kommt es zum analytischen Prozeß, das heißt zu einer Neuformulierung der Perversion. Das Modell der Umformung der Perversion im analytischen Prozeß ist ein Konzept der Theorie der Technik und kann von zwei Gesichtspunkten aus näher umschrieben werden.

Der eine Aspekt betrifft das Geschehen in der Übertragung. Was während der Phase der objektalen Besetzung an Übertragungsinhalten angeboten wurde, wird in der folgenden Phase der narzißtischen Ausweitung des Selbst integriert. Dadurch werden die Selbstrepräsentanzen gefestigt und der Individuationsprozeß gefördert. Dann folgt wieder eine Phase objektaler Besetzung mit bestimmten Übertragungsinhalten, die erneut von einer Phase narzißtischer Expansion gefolgt ist. In diesem Wechselgeschehen heilt unter dem Schutz der intakten Plombe, also unter Erhaltung der Perversion als solcher, die narzißtische Wunde, die aus der frühen Kindheit stammt.

Der andere Aspekt ist ein funktioneller und bezieht sich auf die Vorstellungsinhalte. Die im Unbewußten tief verankerte primärprozeßhafte Interpretation der Realität hat bei allen

Menschen illusionären Charakter. Bei den Perversionen hat sich eine besonders ausgeprägte Polarisierung zwischen der illusionären Interpretation der Realität einerseits und der Realitätserfahrung andererseits eingestellt. Sie führt zu einem inneren Widerspruch, der durch das perverse Sexualleben aufgehoben wird. Im analytischen Prozeß erfährt die Perversion insofern eine Umformung, als im Deutungsprozeß die Realitätserfahrung der analytischen Beziehung mit den illusionären Vorstellungen des Analysanden in Einklang gebracht wird. Dieser Prozeß erfolgt zum Teil bewußt, zum Teil unbewußt. In den Phasen objektaler Besetzung der Übertragung verschärfen sich die polaren Gegensätze zwischen Illusion und Wirklichkeit. Die Deutungsarbeit bringt die Gegensätze ins Bewußtsein. In den Phasen narzißtischer Ausweitung werden diese divergierenden Strukturen integriert. Dieser Prozeß ist unbewußt. Er entspricht einem Introjektionsvorgang, der den Heilungsprozeß der Perversion – ein gleiches gilt auch für Homosexualität und bisexuelle Beziehungen – einleitet.

Hier liegt die Möglichkeit eines bedeutsamen Mißverständnisses, welches durch sozio-ökonomische, also gesellschaftliche Prozesse bedingt ist. Wenn nämlich der Analytiker erwartet, daß der Heilungsprozeß darin besteht, daß Perversion, Homosexualität und Bisexualität verschwinden oder nachlassen, um »normalen« heterosexuellen Sexualobjekten Platz zu machen, folgt er unbewußt der sozialen Rolle, die ihm von der Gesellschaft zugeordnet wird.

Der Heilungsprozeß besteht nicht darin, daß da irgend etwas verschwindet. Er besteht vielmehr darin, daß jetzt eine echte Liebesbeziehung konfliktfrei und lustvoll im Gewand der perversen Struktur entsteht. Das ist etwas sehr Merkwürdiges und Eigenartiges und zunächst schwer einfühlbar, sofern der Perverse mit unbelebten Objekten umgeht. Der wichtigste Aspekt in diesem Geschehen ist die gewonnene Fähigkeit des Analysanden, die Illusion mit der Wirklichkeit in Übereinstimmung zu bringen. Das Ganze erhält mit der Zeit die Züge des glücklichen Umgangs mit Objekten im Spiel. Es ist außerordentlich beeindruckend zu erleben, wie die Perversion zum Liebesspiel gesundet.

Ist der analytische Prozeß soweit fortgeschritten, ist die

narzißtische Lücke geschlossen und die Plombenfunktion der Perversion flexibel geworden. Sie kann abgenommen werden wie ein Verband, der eine Verletzung schützte, die unter ihm geheilt ist. Doch nur der Analysand kann das versuchen. Er versucht es autonom und von seiner sexuellen Neugier getrieben. Er versucht es probeweise und greift immer wieder auf seine Plombenfunktion zurück – das ganze weitere Leben.

Wohin das führt und inwieweit die Reifung des Sexuallebens noch fortschreiten kann, sind Fragen, die außerhalb des analytischen Ziels liegen. Wie in allen Analysen mit Psychoneurosen bleiben auch hier Narben, die nicht beseitigt werden müssen, um seelische Gesundheit zu gewährleisten. Es sind gesellschaftliche Kriterien, sozio-ökonomische Zwänge, die uns alle ins Leistungsprinzip drängen. Aus dieser Sicht entstand die Forderung, Perversionen und ihre Abkömmlinge zu beseitigen, ehe man eine Analyse als gelungen zu bezeichnen und gar mit Erfolg abzuschließen wagt. Die Fragen, die sich in diesem Zusammenhang stellen, führen oft zu Mißverständnissen. Im Grunde geht es darum, ob die erfolgreichen Übertragungsstrukturen des analytischen Prozesses denen entsprechen, die die Gesellschaft als »normal« betrachtet. Die Widersprüche, die gerade bei diesem Vergleich hervortreten, sind für die Theorie der Technik von großer Bedeutung, denn sie beeinflussen die Auffassung und Haltung des Analytikers viel häufiger als man denkt.

Wenn wir in der Theorie der Technik Konzepte formulieren, müssen diese Konzepte mit der Deutungstechnik in Verbindung gebracht werden, damit wir Anhaltspunkte für die praktische analytische Arbeit gewinnen. Die Deutungstechnik orientiert sich grundsätzlich an der Übertragungsdynamik und an den Abwehrprozessen.

Die Übertragungsdynamik spielt im analytischen Prozeß mit Perversen eine besondere Rolle. Kommt es zu einem schnellen Wechsel der Übertragungsformen, der objektgerichteten Libidobesetzung einerseits und der narzißtischen Form der Beziehung andererseits, liegt eine Erotisierung der Übertragung vor. Sie führt zu einer Regression der analytischen Beziehung auf eine sado-anale Stufe und ist an einem spannungsgeladenen Rollenspiel zwischen Analytiker und Analysand zu erkennen. Der Patient versucht, seinen Phantasien folgend, den Analytiker zu manipulieren, während sich der Analytiker dagegen zur Wehr setzt. Es bildet sich eine schwer faßbare Kampfsituation aus, die die Analyse blokkiert.

Die Beurteilung der Abwehrprozesse ist für den Analysenverlauf meist entscheidend. Die Patienten, die uns hier interessieren, weisen immer eine labile Abwehrorganisation auf. Die Abwehr ist infolge der quantitativen Überhöhung der Affektbeträge in den Objektbeziehungen insuffizient. Gehen unsere Patienten narzißtisch expandierende Beziehungen ein, fehlt die Abwehrorganisation praktisch ganz. In der Analyse müssen die Abwehrfunktionen grundsätzlich aufgebaut werden. Werden Widerstände sichtbar, sind sie meistens gegen regressive Prozesse gerichtet. Sie sollen nicht als Abwehr gedeutet werden, weil sonst bloß unerträgliche Spannungen und Irritationen auftreten. Was als Widerstand im analytischen Prozeß erscheint, ist eher Signal für die Umorientierung der Übertragung.

In einer longitudinalen Betrachtung des analytischen Verlaufs kann, vom Gesichtspunkt der Theorie der Technik, eine allmählich mögliche und notwendige Umstrukturierung der Übertragungsdynamik beschrieben werden, die in Analysen von Perversionen wahrscheinlich entscheidend ins Gewicht fällt. Metapsychologisch betrachtet, handelt es sich dabei am ehesten um intrasystemische Prozesse, die die Endphase der Analyse einleiten. Meiner Meinung nach können diese Vorgänge aber besser am Übertragungsgeschehen als theoretisch beschrieben werden.

Mit fortschreitender Analyse lernt der Analytiker seinen Analysanden immer besser kennen und kann in immer differenzierterer Weise den bevorstehenden Wechsel einer Übertragungsform in die andere vorausahnen. Von da an kann der analytische Prozeß eine Wandlung erfahren, die neue Aspekte eröffnet. Der analytische Prozeß vertieft sich. Dies geschieht nicht von selbst. Der Analytiker muß eine neue Aufgabe übernehmen. Indem er die bevorstehende Umstrukturierung der Übertragung voraussieht, orientiert er seine Einstellung zum Analysanden, gleichsam antizipierend, auf die zu erwartende objektale Besetzung seiner Person oder auf das zu erwartende narzißtische Bedürfnis seines Patienten, ihn in der Funktion des eigenen, expandierten Selbst zu erleben. Der Analytiker übernimmt damit das Hin und Her einer innerpsychischen Umorientierung, die beim Patienten immer wieder durch Angst erzwungen worden ist. Diese Umstrukturierung in der Übertragungsdynamik ist für das Gelingen des analytischen Prozesses entscheidend. Der Analysand entwickelt allmählich eine konstante, geradlinig verlaufende Beziehung zum Analytiker, in welcher die autonomen Funktionen mehr und mehr gewährleistet sind.

Diese Entwicklung führt dazu, daß der Analysand seine Objektbeziehungen so strukturiert, daß sie seinen unbewußten, ödipalen Phantasien entsprechen. Über lange Strecken des analytischen Prozesses mit Perversen erscheinen die ödipalen Konflikte und Kastrationsängste in einer mythisch entstellten Form, so daß sie in unserem Sinne nicht als ödipal bezeichnet werden können. In dem Maße, wie die zunächst primärprozeßhaften Vorstellungsinhalte in erwachsenere Formen der Realitätsinterpretation transformiert und durch die realen Erfahrungen in der analytischen Beziehung integriert werden können, nähert sich der ganze Komplex von symbolischen Bedeutungszusammenhängen allmählich der Sprache und den Ausdrucksformen unserer Gesellschaft. So wird der Anschluß der perversen Bilder an die wirklichkeitsnahe Konfliktkonstellation der ödipalen Situation ermöglicht. Erst wenn der Integrationsprozeß weit fortgeschritten ist – in der Schlußphase des analytischen Prozesses –, paßt sich der Analysand dem sozial und kulturell vorgezeichneten Niveau der Gesellschaft an, auf dem die ödipale Wirklichkeit für uns einfühlbar und verständlich ist. Dann wird auch der Zusammenhang allmählich klarer, der bei Perversionen zwischen der Besetzungsökonomie und der ödipalen Konstellation vorherrscht. Ist es nämlich gelungen, daß der Analytiker das Hin und das Her der innerpsychischen Umorientierung der Übertragung übernehmen konnte, zeigt sich im weiteren Verlauf, daß sich die Kastrationsängste des Analysanden in der Übertragung neutralisieren. Man ist berechtigt, dies anzunehmen, weil der Analysand erst jetzt die entscheidenden Verknüpfungen seiner Perversion mit den ödipalen Konflikten zutage fördert.

Psychoanalytische Technik bei der Behandlung neurotischer Homosexueller

Im Grunde ist die psychoanalytische Forschung mit dem Problem der Homosexualität nicht glücklich. Mit einer Phobie, einer hysterischen Charakterneurose oder einem Zwangssymptom gerät sie nicht in die gleiche Problematik wie mit der Homosexualität. Die homosexuellen Tendenzen dienen in sublimierter Form ganz allgemein der sozialen Anpassung und dem Auskommen mit dem gleichgeschlechtlichen Partner. Auch das Leben des Psychoanalytikers nimmt diesbezüglich keine Sonderstellung ein. Ist der Analytiker selbst gründlich analysiert worden, weiß er, an welchen Stellen seiner Entwicklung die homosexuellen Tendenzen und Neigungen nicht wegzudenken sind, weil sie als Brücke dazu dienten, mit seinen gleichgeschlechtlichen Freunden, Verwandten und Kollegen auszukommen. In vielleicht sehr fein gesponnenen sublimierten Formen haben ihm diese Tendenzen im Verlauf seines Lebens Befriedigungen verschafft, auf die er nicht verzichten möchte.

Während die öffentliche Meinung der Homosexualität im allgemeinen feindlich gegenübersteht, sind die Psychoanalytiker toleranter. Sie wollen die Hintergründe der Homosexualität vorurteilslos untersuchen, verstehen und aufklären. Der Analytiker kann aber als Teil der Gesellschaft, in der er lebt, die Toleranz gegenüber der Homosexualität nur bis zu einem gewissen Grad aufrechterhalten. Die zahlreichen Aspekte, die heute in der psychoanalytischen Wissenschaft über Homosexualität diskutiert werden, enthalten fast alle eine offene oder verdeckte Forderung, auch etwas Durchgreifendes gegen dieses »Übel« zu unternehmen. Nachdem weder Gesetz noch Strafe, weder Erziehung noch Glauben diesen Ausdruck »menschlicher Lasterhaftigkeit« wirksam entgegentreten konnten, erhebt die Psychoanalyse ihr Wort und nimmt den Kampf im Dienste der Gesellschaft auf. Es scheint, als ob viele Psychoanalytiker an die Behandlung Homosexueller einen anderen Maßstab anlegen als an die Behandlung der übrigen seelischen »Störungen«. Bei der psychoanalytischen Behandlung eines manifest Homosexuellen kommt der Analytiker leicht in die Lage, bestimmen zu wollen, in welcher Weise sein Analysand schließlich leben und lieben wird.

So eindeutig es für jeden Analytiker ist, daß derartige Ziele mit der analytischen Aufgabe unvereinbar sind, so sehr scheint es ihm gerechtfertigt, bei der Behandlung Homosexueller eine bestimmte Form des Liebeslebens erzielen zu wollen. Er fällt damit einer Täuschung anheim, denn die analytische Kur verfolgt ein ganz anderes Ziel. Sie stellt sich die Aufgabe, Verdrängungen aufzuheben, die zu Symptomen führen. Steht die Technik im Vordergrund, weiß man, wie bedeutsam es für die Übertragungs- und Gegenübertragungsentwicklung ist, daß der Analytiker sich nicht in einen Kampf gegen ein Symptom einläßt. Er wird die Widerstände an den Übertragungsäußerungen deuten. Dann verschwindet gewöhnlich auch das Symptom. Daß die Psychoanalytiker die Homosexuellen immer heilen wollen, verbirgt eine emotionale Regung im Unbewußten des Analytikers, die leicht unbemerkter Abwehr verfallen kann. Es ist eine eigenartige Tatsache, daß der Analytiker im Verlauf einer Analyse mit heterosexuell gefärbten Übertragungen viel leichter fertig wird als mit homosexuellen Übertragungen. Der Analytiker ist während der Analyse eines homosexuellen Problems von seinem Unbewußten her durch Reaktivierung eigener homosexueller Tendenzen bedroht. Von seiten des Analytikers ist die Gegenübertragung in Analysen mit Homosexuellen besonderen Belastungen ausgesetzt, während homosexuelle Analysanden eine Neigung dazu haben, die Gegenübertragung des Analytikers auf unbewußtem Wege so zu beeinflussen, daß der analytische Prozeß gestört wird. Dies gilt nach meinen Erfahrungen in erster Linie für Analysanden mit Anzeichen manifester Homosexualität. Die gleiche Problematik kann sich aber auch bei latent homosexuellen Patienten zeigen.

Die Folgen der Belastung der Gegenübertragung in Analysen mit neurotischen Homosexuellen sollen im folgenden in den Mittelpunkt gestellt und vom Gesichtspunkt der analytischen Technik aus untersucht werden. Die theoretischen Hinweise werden diesem technischen Gesichtspunkt untergeordnet und nur soweit diskutiert, als sie für die praktischen Belange der analytischen Behandlung notwendig sind.

Bekanntlich leitete die Psychoanalyse die Entstehung der Homosexualität vom Ödipus-Konflikt ab. Dabei hat sie aber nie zwischen neurotischer Homosexualität und einer unneurotischen Entwicklung zur Homosexualität unterschieden. Mit den sich ergebenden Erkenntnissen waren deshalb die Probleme, die sich bei der Behandlung homosexueller Analysanden ergaben, nicht befriedigend gelöst. Im Laufe der Zeit entstand eine verwirrende Fülle von Ansichten über die möglichen Hintergründe der Homosexualität, wobei aber die Gründe, weshalb die Analysen mit Homosexuellen immerfort schweren Störungen ausgesetzt sind, weniger Beachtung gefunden haben. Bei der Beurteilung der Homosexualität hat das zunehmende Desinteresse am Ödipuskomplex einerseits dazu geführt, daß die theoretischen Aspekte der Inversion immer komplexer und unübersichtlicher wurden. Andererseits hat die immer größere Bedeutung, die die Betrachtung der prägenitalen Störungen in der Neurosenlehre ganz allgemein einnimmt, dazu geführt, daß die Technik der analytischen Behandlung Homosexueller nachteilig betroffen wurde. Mögen vom theoretischen Gesichtspunkt aus noch so sichere Nachweise dafür erbracht worden sein, daß schwere prägenitale Störungen die eigentliche Ursache der neurotischen Homosexualität darstellen, so dürfte nicht übersehen werden, daß erst die charakteristische Ausformung des Ödipuskomplexes die eigentliche Symptomatologie neurotischer Homosexualität zustande bringt. Wird dieser Gesichtspunkt in der praktischen analytischen Arbeit mit Homosexuellen nicht in den Vordergrund gestellt, besteht die Gefahr, daß der Analytiker die entscheidenden Abwehrmechanismen, die sein homosexueller Analysand in der Übertragung zum Ausdruck bringt, unterschätzt. Er wird sich irrtümlich oder zu frühzeitig den prägenitalen Zügen seines Patienten zuwenden, ohne die ödipale Problematik genügend berücksichtigt zu haben. Um verständlich zu machen, was damit gemeint ist, muß die ödipale Problematik neurotischer Homosexueller kurz in Erinnerung gerufen werden: Bei männlicher und wahrscheinlich auch bei weiblicher Homosexualität handelt es sich um den Endzustand einer komplexen Entwicklung, die von einer Bindung an die Mutter ausgeht, mit welcher sich der Homosexuelle identifiziert.

Der neurotische homosexuelle Mann liebt sein Objekt, so wie er es wünscht, daß seine Mutter ihn hätte lieben sollen. An seiner eigenen Person leugnet er die Penislosigkeit seiner Mutter und kann das Fehlen des Penis im geliebten Objekt wegen der drohenden Kastrationsangst nicht ertragen.

Aus diesen Verhältnissen, die sich bei der Analyse solcher neurotischer homosexueller Männer ergeben, glaubte die Psychoanalyse erkannt zu haben, daß die Kastrationsangst für die Inversion des Sexualobjekts verantwortlich sein muß. Es scheint, daß auf der Höhe des ödipalen Konflikts eine allerdings ungewöhnliche Form der Verdrängung des Inzestwunsches erfolgt, welche die Identifizierung mit der Mutter zur Folge hat. Dabei muß man annehmen, daß der Inzestwunsch ursprünglich auf die väterliche Kastrationsdrohung stößt und mit einer Flucht vor der Mutter (möglicherweise auch vor der Schwester) abgewehrt wird und daß gerade daraus die Kastrationsangst nachträglich mit der Mutter in Verbindung gebracht wird. Von da an müßte die Penislosigkeit beim Weibe die Kastrationsangst auslösen. Es wird verständlich, daß die Identifizierung mit der Mutter die Kastrationsangst zu bannen vermag, denn der Homosexuelle, der an die Stelle der Mutter tritt, kann an seiner Person die Penislosigkeit dauernd leugnen. Dieses Ergebnis der Verdrängung des Inzestwunsches hat eine Regression auf die *phallisch-narzißtische* Stufe der Triebentwicklung zur Folge, denn die narzißtische Selbstüberschätzung der eigenen Person als Penisträger ist die notwendige Sicherung gegen die Wiederkehr des Verdrängten.

Es gibt eine Form der Homosexualität, in welcher die Identifikation mit der Mutter ein anderes Schicksal hat. Der Homosexuelle erwartet, wie die Mutter vom Vater koitiert zu werden, indem er dem Vater gegenüber seine Männlichkeit leugnet und ihm den Rücken zuwendet. Dieser Homosexuelle gibt sich passiv seinem Partner hin, der ihn anal koitiert. Psychoanalytisch betrachtet, entspricht dieses Schicksal des Inzestwunsches dem negativen Ausgang des Ödipus-Konflikts und zieht erfahrungsgemäß eine Regression auf die *sadoanale* Stufe der Triebentwicklung nach sich.

Die neurotische lesbische Frau liebt ihre Freundin, so wie sie wünschte, daß ihre Mutter sie hätte lieben müssen. Dabei steht die phantasierte Wunscherfüllung, ein Knabe zu sein, im Vordergrund. Wie beim Mann gibt es den anderen Ausgang der Identifikation mit der Mutter. Die lesbische Frau liebt in ihrer Freundin die phantasierten männlichen Eigenschaften des Vaters, so wie sie wünschte, ihre Mutter liebte diesen.

Diese lesbische Frau besetzt den phantasierten Penis der Freundin oder deren Liebe zum eigenen phantasierten Penis und verabscheut das männliche Glied, vor dem sie Angst und Ekel empfindet. Der direkte Kontakt mit einem Mann führt zum Durchbruch manifester Inzestwünsche.

Bei der Betrachtung der psycho-ökonomischen Verhältnisse der Libidobesetzungen ergibt sich kein prinzipieller Unterschied zwischen der neurotischen Homosexualität beim Mann und derjenigen der Frau. Der Mann besetzt den Realpenis, die Frau die Penisphantasie. Leugnet der Mann in seiner Identifikation die Penislosigkeit der Mutter, so leugnet die Frau das Fehlen des eigenen Penis. Der Mann muß im geliebten Objekt den Penis finden, um der Kastrationsangst zu entgehen, während die Frau ihn ablehnt, um die Verdrängung des Inzestwunsches auch weiterhin zu sichern.

Die Verwirrung, die mit den Begriffen aktiv, passiv, feminin und maskulin eingetreten war, wurde erst geklärt, nachdem aktive und passive Tendenzen, männliche und weibliche Züge in jedem Homosexuellen nachgewiesen werden konnten. Man erkannte, daß der Homosexuelle in seiner Beziehung zum gleichen Partner, ja in der gleichen Stunde seines Zusammenseins mit ihm die eine oder andere Haltung einnehmen kann. Daraus kann man schließen, daß wahrscheinlich in jedem Fall von Homosexualität sowohl phallisch-narzißtische als auch sadoanale Fixierungen bestehen, nur daß eine der Fixierungen sich in der Ausformung des Charakters besonders deutlich erkennen läßt.

Indem die Entstehung der neurotischen Homosexualität vom Ödipuskomplex abgeleitet wird, ist noch keineswegs erklärt, welches die Voraussetzungen dafür sind, daß der ödipale Konflikt auf diese ungewöhnliche Art durchlaufen wird. Die psychoanalytische Forschung ist bei der Verfolgung dieser Frage zur Annahme einer Fixierung gekommen, die mit einer

Störung in der Mutter-Kind-Beziehung während der oralen Phase in Zusammenhang gebracht wird. An dieser Stelle läge es nahe, auf die Theorien einzugehen, die sich mit den Problemen der Ich-Bildung befassen. Wir wollen hier jedoch davon absehen, weil weniger die Theorie der Homosexualität als vielmehr Gesichtspunkte der Technik bei der Behandlung Homosexueller in den Mittelpunkt der Betrachtung gestellt werden sollen.

Ein theoretischer Gesichtspunkt sei aber in diesem Zusammenhang besonders erwähnt, weil er für die praktische Durchführung der Analyse von Bedeutung ist: Es ist die oft angenommene labile und schwache Ich-Struktur des Homosexuellen, die in vieler Hinsicht mit der Ich-Struktur präpsychotischer Patienten verglichen wird. Wenn auch viele theoretische Überlegungen eine solche Annahme unterstützen, scheint mir der weitaus wichtigere Gesichtspunkt zu sein, daß es gerade bei Homosexuellen im allgemeinen nicht zu präpsychotischen und psychosenahen Zuständen kommt. Vielmehr ist die ganze Abwehr, die in der neurotischen Homosexualität verborgen liegt, gegen die bedrohliche orale Regression gerichtet. Damit erhält diese Ausformung von Homosexualität den einen Sinn, eine solche Regression mit allen Mitteln zu verhindern, obschon sie zur unbewußten Wunscherfüllung wie zur sexuellen Befriedigung unentbehrlich zu sein scheint. Mit anderen Worten: das Erbe des Ödipuskomplexes, das heißt die regressiv besetzten phallisch-narzißtischen und sado-analen Fixierungsstellen dienen im weiteren Verlauf der Entwicklung bis zur manifesten Homosexualität vor allem der Abwehr einer Entwicklung im Sinne einer klinisch faßbaren prägenitalen Neurose. Beim neurotischen Homosexuellen stellt die ganze ödipale Problematik ein komplexes und für den Analytiker heimtückisches Bollwerk von Abwehr dar, welches den Analysanden von seinem eigentlichen Problem, vor seiner tiefsten Angst, vor der bedrohlichen oralen Regression schützen soll. Vom Standpunkt der psychoanalytischen Behandlungsmethode aus kann deshalb kein Zweifel darüber bestehen, daß die Analyse bei Homosexualität nur über die konsequente Bearbeitung der phallisch-narzißtischen und sado-analen Tendenzen folgerichtig vor sich gehen kann.

Man kann neurotische Homosexualität eine regressive Anpassung nennen, die eine orale Regression verhindert. Sie dient der Abwehr und ist Ausdruck der Verdrängung des Ödipuskomplexes. Inzestwunsch und Kastrationsangst erzwingen eine Regression, die sich auf zwei Fixierungsstellen stützt. Die eine ist sado-anal, die andere phallisch-narzißtisch. Die Kastrationsangst jagt den Homosexuellen von einer Regressionstufe in die andere, während der Inzestwunsch jeweils in dieser oder jener Libidoposition befriedigt wird. Die beiden Libidopositionen, die sado-anale und die phallisch-narzißtische, sind spielerisch auswechselbar. Die homosexuelle Fixierung liegt in der Doppelspurigkeit des Regressionsvorgangs. Auf diese kann der Homosexuelle nicht verzichten, weil eine weitere Regression drohen würde. Diese Regression auf orale Fixierungen würde zu völligem Zerfließen und zur Desintegration des Ich führen.

Die regressive Anpassung hätte zwei Ziele: den Ödipuskomplex zu verdrängen und ihm damit auszuweichen und der drohenden oralen Regression trotzdem zu entgehen. Die Vorteile, die diese Form von regressiver Anpassung bringt, sind außerordentlich bedeutsam.

1. Die ursprünglichen oralen Fixierungen an die Mutter, die das Schicksal jeder libidinösen Befriedigung beim neurotischen Homosexuellen bestimmen, bleiben berücksichtigt. Es wird am Inzestbegehren unbewußt festgehalten. Dieser Homosexuelle verwendet das orgastische Erlebnis der ausgereiften Sexualität, um die oralen Abhängigkeitsforderungen in der Phantasie nachzuempfinden, und das gelingt ihm. Der Verzicht auf den primären Lustgewinn mit dem ursprünglichen Objekt wird damit hinfällig.
2. Die Notwendigkeit, eine Objektbeziehung auszubauen und an ihr festzuhalten, fällt bei solchen Homosexuellen weg, weil sie die doppelspurige regressive Anpassungsform ausbilden, in welcher sie mit dem gleichen Partner die Libidopositionen dauernd auswechseln können. Man gewinnt den Eindruck, als liege gerade in dieser Auswechselbarkeit der phallisch-narzißtischen und sado-analen Besetzung der Hauptanteil des Lustgewinns, den diese Homosexuellen suchen und finden.
3. Der neurotische Homosexuelle fürchtet libidinöse Erre-

gungen, weil sie die orale Regression drohend in den Vordergrund rücken. In seinem Sicherungsapparat der zweistufigen Regression flieht er von der einen Libidobesetzung in die andere, wenn er sich durch libidinöse Erregung von innen oder von außen bedroht fühlt.

4. Schließlich bietet ihm das System die Möglichkeit, seiner Neigung treu zu bleiben, bloß vergängliche Identifikationen einzugehen. Diese Treue gilt der oralen Mutter. Er verzichtet häufig auf die Dauerhaftigkeit einer Objektbeziehung. Die Anwesenheit des homosexuellen Partners ist für das lustvolle erotische Spiel innerhalb des regressiven Agierens wichtiger als seine Bedeutung im Sinne eines Liebesobjekts. Die Befriedigung erfolgt in erster Linie in der Phantasie.

Betrachtet man die Homosexualität in dieser Weise, so ist sie einem Januskopf vergleichbar, von dessen zwei Gesichtern immer nur das eine sichtbar ist. Das andere sucht der Homosexuelle in seinem Partner, dessen Eigenschaften gerade jenen Libidobesetzungen entsprechen, die der Homosexuelle aktuell nicht einnimmt, auf die er aber in spielerischer Weise zurückgreifen kann, wie es im umgekehrten Sinn auch der Partner tut. Diese Eigenschaften des Partners sind wichtiger als die Gesamtperson. Die Libido folgt der Bedürfnisbefriedigung und nicht dem Anlehnungstypus.

Die ganze Intensität der *infantil-sexuellen Neugier* richtet sich zum Teil bewußt, zum Teil unbewußt auf diese gesuchten Eigenschaften des Partners. Sie zielt darauf hin, in ihm die Verführbarkeit aufzufinden. Der Homosexuelle ist elementar neugierig zu erfahren oder zu phantasieren, bis zu welchem Grad der Partner die Voraussetzungen mitbringt, die er selber hat, damit die zärtlichen und sinnlichen Wünsche zur erwarteten Befriedigung gelangen.

Bei einer neurotischen Entwicklung zu Homosexualität kann von einer regressiven Anpassung gesprochen werden, in welcher die beiden Regressionsstufen so besetzt werden, daß immer die eine erlebt, die andere auf den Partner projiziert und zurückgespiegelt wird. Das ganze ist eine Imitation der heterosexuellen Liebe, eine regressive Reaktionseinheit, die ein Wechselspiel sexueller Leidenschaften gestattet und, wie keine andere Form neurotischer Fixierung und Symptombildung, Befriedigungsmöglichkeiten in Aussicht stellt, die denen der heterosexuellen Liebesfähigkeit am nächsten stehen. Ganz allgemein ist die homosexuelle Befriedigung der heterosexuellen viel ähnlicher als jeder Form perversen Lustgewinns. Ebenso wie der unneurotische, sexuell gereifte Mensch kann der unneurotische Homosexuelle an seiner Liebe voll beteiligt sein. Die sublimsten Formen zärtlicher und sinnlicher Strebungen können sich darin ausbilden.

In der homosexuellen Neigung findet man größtenteils keine Zeichen eigentlicher Liebesunfähigkeit, wenn nicht neurotische Momente erschwerend ins Gewicht fallen. Heftige Schuldgefühle, Kontaktstörungen, Hemmungen jeder Art, Selbstbeschuldigungen, Aggressionsausbrüche sind in einer gestörten heterosexuellen Beziehung ebenso häufig anzutreffen wie bei neurotischen Homosexuellen.

Die analytische Erfahrung in der Behandlung neurotischer Homosexueller läßt vermuten, daß die Befriedigung – wie bereits erwähnt – eher mit der Auswechselbarkeit der phallisch-narzißtischen und sado-analen Besetzung zusammenhängt als mit der Liebesbeziehung zum Partner selbst. Wie aber sollte erklärbar sein, daß ausgerechnet der Wechsel von einer regressiven Position in eine andere zu einer so elementaren Lustempfindung führt, die den sublimsten Ausdruck zärtlicher und sinnlicher Strebungen gewinnt?

Ich kann dafür keine Erklärung geben. Eine Beobachtung aus einer Analyse mit einem nicht homosexuellen Analysanden ließ mich indessen vermuten, wie die dynamischen Verhältnisse gelegentlich verstanden werden könnten:

Wenige Wochen vor dem Abschluß einer langen, weit fortgeschrittenen Durcharbeitung der passiv-unterwürfigen Züge, die ein Patient in der Beziehung zu seinem Vater zeigte und die auf den Analytiker übertragen worden waren, machte sich noch immer die heimliche Angst vor einer gewalttätigen Vaterfigur bemerkbar, die eifersüchtig in eine befriedigende heterosexuelle Beziehung des Patienten eingreifen würde. Er bekam immerzu Streit mit seiner Frau und trug diese Reibereien voller Vorwürfe gegen seine Gattin unterwürfig in der Analyse vor. Nach der Deutung seiner Angst und der Bearbeitung des Wiederholungszwangs, der in seinem Verhalten zum Ausdruck kam, hörte der Streit plötzlich auf, und der

Patient vermochte seine glückliche Beziehung zur Frau zu genießen. Als er dieses in der Analyse stolz vorbrachte, gab er Anlaß zur Deutung seiner positiven Gefühle, die er für den Vater empfand. Ich sagte ihm gleichzeitig, daß er ähnliche Gefühle der Anhänglichkeit auch in seiner analytischen Beziehung heimlich mit sich trage. Diese Liebesfähigkeit – fuhr ich fort – besetze er jetzt erstmals im Sinne eines gesunden Narzißmus. Er empfinde die eigene Sicherheit und Ruhe, weil er jetzt im unbedrohten Besitz seiner genitalen Liebesfähigkeit stehe.

An dieser Stelle überkam den Patienten ein eigenartiges Gefühl von Rührung, von nie erlebter Sehnsucht, das ihn zu leisem Weinen brachte. Er verstand nicht, woher solche Rührung kam. Die Gefühlsregung war Ausdruck der frühen Beziehung zur Mutter, eine emotionale Nachwirkung bereits überwundener Inzestwünsche.

Die sado-anale Fixierung an den Vater hatte sich in den narzißtischen Genuß unbedrohter Liebesfähigkeit umgesetzt. Bei diesem Vorgang wurden offenbar ganz frühe orale Strebungen aktiviert, die sich als Trauer dem narzißtischen Selbstbestaunen der eigenen Genitalien beimischten, wodurch gerade die phallisch-narzißtische Besetzung zugunsten der Objektbeziehung mit der heterosexuell geliebten Frau aufgegeben werden konnte. In dieser Analyse war der Übergang einer sado-analen Strebung in eine narzißtische das Resultat einer langen analytischen Arbeit und zog gerade infolge der Überwindung der ödipalen Konflikte die Introjektion des Vaters nach sich, wobei die Aktivierung ganz früher, wahrscheinlich oraler Regungen die Erinnerung an die Körpernähe der Mutter weckten. Die Trauer, die sich der Rührung beimischte, war Ausdruck des Verzichts auf die Mutter, der den Introjektionsvorgang begleitete. Dieser Vorgang stellte die Brücke zur genitalen Liebesbeziehung dar.

Man kann annehmen, daß der gleiche Vorgang als ganzer beim neurotischen Homosexuellen in einer Reaktionsbildung fixiert ist. Ein erzwungener Übersprung von einer sado-analen in eine phallisch-narzißtische Erlebnisweise wird auch hier orale Gefühlsregungen mitprovozieren, die an den Inzestwunsch anklingen, aber nicht zum Verzicht führen. Es entsteht keine Rührung, sondern eine starke Erotisierung. Im spielerischen Wechsel von einer regressiven Besetzung zur anderen kann der Homosexuelle den Auswirkungen des Inzestwunsches entgehen, die Kastrationsangst vermeiden und mit der Inversion des Sexualobjekts ein Plagiat ausgereifter Liebesfähigkeit darstellen. Es muß bei einem Plagiat bleiben, weil der Ödipuskomplex dauernd wirksam ist. In endloser Folge wird die sado-anale Regression gerade dann erzwungen, wenn in der phallisch-narzißtischen Besetzung der eigenen Genitalität die Beimischung oraler Regungen die Brücke zur Kastrationsangst bildet. Beim unneurotischen Homosexuellen ist das nicht der Fall.

Die doppelspurige regressive Fixierung gibt dem neurotischen Homosexuellen eine große Beweglichkeit und eine relative Stabilität in seinen Beziehungen zur Umwelt. Darin findet er den eigentlichen Krankheitsgewinn, der als Widerstand in der Analyse regelmäßig dominiert. Die Gratifikation, die er in der geschlechtlichen Beziehung mit seinem Partner erreicht, tritt als Ursache des Krankheitsgewinns in den Hintergrund. In Wirklichkeit ist die sexuelle Befriedigung des neurotischen Homosexuellen nicht größer als die Befriedigung eines heterosexuellen Menschen, dessen Genußfähigkeit durch eine seelische Störung eingeschränkt ist.

Bei dieser Betrachtungsweise wäre also die Einteilung der Homosexualität in die beiden Gruppen der phallisch-narzißtischen und sado-analen nicht mehr als eine phänomenologische Gliederung. Jeder Homosexuelle zeigt sowohl phallisch-narzißtische als auch sado-anale Tendenzen. Er zeigt nach außen und empfindet bewußt nur die Züge des einen der beiden Gesichter des homosexuellen Januskopfes. Bei jeder libidinösen Besetzung von außen oder durch einen Libidostoß von innen kann der Homosexuelle relativ mühelos und verblüffend die Züge seines zweiten Gesichtes einnehmen.

Die psychoanalytische Kur bei einem manifest Homosexuellen ist ganz besonders geeignet, diese Verhältnisse widerzuspiegeln, weil bei der Entstehung der Übertragung die libidinösen Besetzungen in einer ganz bestimmten Weise eingeordnet werden. An ihnen erfolgt schließlich der analytische Prozeß. Das Schicksal der Übertragung bestimmt die Formen der Widerstände und die Wirkung der Deutungen.

In der Übertragung, die sich einstellt, fühlt sich der Homosexuelle frühzeitig überfordert. Ihre Handhabung ist der weitaus wichtigste Faktor der psychoanalytischen Technik in der Analyse Homosexueller.

Es ist das Ziel der Analyse neurotischer Homosexueller, die so heftig abgewehrte *orale Regression* innerhalb der Übertragungsentwicklung entstehen zu lassen und damit die sadoanalen und phallisch-narzißtischen Fixierungen zu durchbrechen. Die psychoanalytische Technik befolgt dabei zwei Grundsätze, deren allgemeine Gültigkeit wohl bekannt ist:

Das Agieren des Patienten durch Verhaltensdeutungen abzubauen und in Erinnern umzusetzen.

Die Bedeutung und den Sinn der Homosexualität aufzuklären.

Was das *Agieren* des Homosexuellen betrifft, so unterliegt die Psychoanalyse einem Irrtum, wenn sie postuliert, es handle sich dabei in erster Linie um die klinisch evidente homosexuelle Aktivität. Der Analytiker ist der Homosexualität gegenüber in der schwierigen Lage, in seinen analytischen Bemühungen vorerst von der eigentlichen homosexuellen Symptomatologie abzusehen und sich ganz den Hintergründen der sie bedingenden Fixierung zuzuwenden. Dabei spielt dann die vielfach überbewertete Frage, welchen Geschlechts der Analytiker sein sollte, eine unbedeutende Rolle.

Um das Agieren des homosexuellen Analysanden mit der Zeit zu beherrschen, dürfen zwei Gesichtspunkte der Technik unter vielen besonders hervorgehoben werden.

1. Die psychoanalytische Technik hat der Doppelgesichtigkeit des Verhaltens Homosexueller besondere Aufmerksamkeit zu schenken und sie überall aufzuspüren, zu erkennen und zu deuten: in den Haltungen, Bemerkungen, Gesten, in der Selbstbeurteilung, den Phantasien, den Wünschen und im Assoziationsmaterial, welches der Patient vorbringt. Dazu ein kurzes Beispiel:

Ein Analysand mit latenten oder manifesten neurotischen homosexuellen Neigungen, sei es eine Frau oder ein Mann, sei es bei einem männlichen oder weiblichen Analytiker, zeigt beispielsweise in der Selbstbeurteilung einen sehr bemerkenswerten Zug. Nimmt er eine passiv-unterwürfige Haltung ein und ist voll kundgegebenen Vertrauens in Analytiker und Behandlung, zeigt er oft einen ausgesprochenen narzißtischen Zug in seiner Selbstbeurteilung. Er lehnt praktisch jede Deutung seines Verhaltens ab. Jeder Analytiker kennt derartige Situationen aus seiner Praxis. Er weiß, wie hart der Kampf sein kann, sofern man dazu Gelegenheit gibt.

Als Prototyp einer Deutung käme in Betracht zu sagen: »Sie sind mir gegenüber in allem so auffallend zuvorkommend und liebenswürdig. Nur wenn ich Ihnen etwas sage, werden Sie verschlossen und ablehnend.« Versucht aber der Analytiker, die narzißtisch bedingte Ablehnung so zu deuten, als übersehe er die passiv unterwürfige Haltung seines Patienten, also etwa: »Sie können nicht annehmen, was man Ihnen sagt, weil Sie so trotzig sind«, nimmt der Analytiker den Kampf auf, zu welchem der Analysand ihn verführen will.

Ein solcher Kampf wird vom homosexuellen Analysanden bewußt oder unbewußt als eine Werbung mit Verführungsabsichten erlebt. Der Analytiker wirkt auf ihn, als wolle er den Analysanden von hinten mit seiner Deutung vergewaltigen. Weil der Patient in dieser Situation den gewünschten erotischen Lustgewinn vermißt, sucht er sich mit der Zeit in seinen Phantasien oder homosexuellen Kontakten außerhalb der Analyse den ersehnten Ersatz. In seinen Phantasien wird der Analytiker zum erfolglosen Verführer, der nicht homosexuell genug ist, um dem Analysanden zu gefallen. Wird die Kampfbeziehung stark genug erotisiert und fühlt sich der Analysand dadurch bedroht, beginnt er phallisch-narzißtisch zu agieren. Dank den auffälligen Exhibitionen und Imponiergesten ist die Verführungsabsicht oberflächlicher und deutlich erkennbar. Die Deutungen werden jetzt unterwürfig angenommen und kommentiert. Das Ziel bleibt aber die Verführung, mit welcher der Homosexuelle den Analytiker veranlassen will, sich durchschauen zu lassen, seine Absichten, Gefühle und Meinungen preiszugeben. Der Patient erlebt die Insuffizienz des Analytikers, der seinen homosexuellen Liebeswünschen nicht genügen kann, und wendet sich enttäuscht ab. Er holt sich einen anderen Partner als Ersatz. In den Phantasien wird der Analytiker zu einem Partner, der alles tun wollte, um als homosexuelles Liebesobjekt in Frage zu kommen, dem es aber nicht gelang, weil seine Mittel zu wenig attraktiv waren, zu wenig taugten.

2. Der zweite Gesichtspunkt, der für die Beherrschbarkeit des Agierens neurotischer Homosexueller hervorgehoben werden muß, betrifft die *infantil-sexuelle Neugier*, mit welcher der homosexuelle Analysand die seelischen Regungen, die Phantasien und das Sexualleben des Analytikers auskundschaften möchte. Diese Tendenz ist manchmal ganz offen, dann wieder sehr versteckt und kaum erkennbar.

Wenn der neurotische Homosexuelle den Analytiker fragt, ob er heilbar sei oder nicht, so liegt in dieser Frage eine Verführung. Es ist eine Fangfrage, an welcher der Homosexuelle hartnäckig festhält. Die Psychoanalytiker neigen dazu, sich in ihren Antworten an die Patienten, in Publikationen und ganzen Kongreß-Symposien mit dieser Frage zu identifizieren.

Wenn der Analysand den Analytiker zwingen möchte, zu dieser Frage Stellung zu nehmen, tritt aus dem Verhalten des neurotischen Homosexuellen deutlich hervor, wie sehr er einerseits wünscht, seine Homosexualität wäre heilbar, und wie sehr andererseits tiefes Mißtrauen, Erwartungsangst und Enttäuschung in ihm bereitliegen, falls die Heilbarkeit positiv in Aussicht gestellt würde. Es ist deutlich, daß in dieser Frage des Analysanden nur eines enthalten ist: Die Neugier zu wissen, wie es um die Gefühle und Ansichten des Analytikers steht. In diesem Neugierverhalten des neurotischen Homosexuellen läßt sich die infantile Sexualneugier mit der ursprünglichen frühkindlichen Intensität in fast reiner Form erkennen. Der Analytiker befindet sich jedenfalls in einer schwierigen Lage, ob er sich dieses Problems nun bewußt ist oder ob er es unterdrücken und mit einer eingefahrenen Haltung kompensieren muß. Wo homosexuelle Tendenzen in der menschlichen Psyche auftreten und sich in der Übertragung äußern, geht es fast immer um infantile Sexualneugier und Verführungsabsichten. Die Gefahren, die der Analyse Homosexueller in solchen Momenten drohen, sind ganz allgemeiner Natur und treten besonders leicht auf, wenn ein ungenügend analysiertes, noch ungelöstes Problem im Seelenleben des Analytikers durch das Unbewußte seines Patienten berührt wird. Dazu ein kurzes Beispiel, welches aus einer Kontrollsituation stammt und mit Homosexualität im engeren Sinne vorerst nichts Gemeinsames zu haben scheint:

Vor einiger Zeit suchte ein älteres Fräulein in aufgeregtem Zustand meinen Rat. Sie beschäftigte sich seit vielen Jahren mit Erziehungsberatungen und Kinderanalysen. Sie war sehr begabt und erfolgreich, aber auch ihre eigene Analyse hatte es nicht vermocht, ihrem Schicksal im Leben eine andere Wendung zu geben, und so blieb sie jungfräulich, unverheiratet, war aber mit ihrem Leben recht zufrieden. Sie hatte einen achtjährigen Knaben in Behandlung, der dem Tagträumen so verfallen war, daß er dem Schulunterricht nicht mehr folgen konnte. Er erzählte ihr von seinen Fahrten zum Mond, wo er alle Mondtiere besuchte, die er im einzelnen beschrieb und zeichnete. Die Sitzungen, die das Fräulein mit dem Knaben hatte, führten zu einem erstaunlichen Erfolg. Der Knabe arbeitete zur Zufriedenheit seines Lehrers und erwies sich auch zu Hause lebhafter und aktiver als früher. Dann erschien der Knabe mit einer Forderung, die er immer aggressiver vorbrachte. Er wollte wissen, was geschehe, wenn der Stier auf die Kuh steigt. Die Therapeutin versuchte, mit dem Knaben vernünftig zu sprechen und ihm eine in seinem Alter entsprechende Aufklärung zu geben. Der Knabe zeigte sich aber unbefriedigt und enttäuscht. Dann drohte er: »Wenn Sie mir nicht sagen wollen, wie es zugeht, wenn der Stier auf die Kuh steigt, werde ich den Gärtner und den Bauern um Auskunft bitten; dann werde ich den Lehrer und die Leute auf der Straße fragen.« Das ältere Fräulein sah sich in Not. Was sollte sie tun? Sie entschloß sich, dem neugierigen Knaben den Geschlechtsakt der Tiere zu erklären, und wurde vom Verlangen des Knaben angetrieben, immer mehr Einzelheiten darüber preiszugeben. Der Knabe blieb aber unzufrieden und trotzig. Er verließ die Therapeutin mit den Worten: »Wenn Sie mir also nichts sagen wollen, werde ich meinen Vater und meine Mutter fragen.« Die Dame hielt den Knaben zurück und deutete ihm seinen Wunsch, über den Geschlechtsverkehr der Eltern Genaueres zu erfahren. Der Knabe antwortete, darüber wisse er alles; er habe mit seinen Kameraden gesprochen und seine Eltern befragt. Der Gärtner habe ihm auch erklärt, was vorgeht, wenn der Stier auf die Kuh steigt. Die erregte Therapeutin suchte mich auf, weil sie nach dieser Sitzung eine schlaflose Nacht verbracht hatte und unter Angstzuständen zu leiden begann. Ich deutete ihr, daß der Knabe mit seinem

Verlangen nach sexueller Aufklärung vor allem wissen wollte, wie es sich mit der Sexualität seiner Therapeutin verhalte. Die Sexualneugier aus der frühen Kindheit hatte sich in der Übertragung auf die Therapeutin gerichtet. Da sie selbst keine Erfahrung in geschlechtlichen Dingen haben konnte, geriet sie unter dem neuen Aspekt der Übertragung in einen Konflikt.

Diese kurze Kasuistik hat mit Homosexualität nichts zu tun. Sie zeigt aber die Problematik, in die ein Homosexueller seinen Analytiker, vielleicht in sehr abgeschwächter Form, bringen kann. Der Analytiker darf bei seinem Vorhaben, einen Homosexuellen zu analysieren, nicht in die Lage des älteren Fräuleins geraten, die mit ihrem neugierigen Knaben in eine Verwirrung von Wohlwollen und verzweifelter Verteidigung geraten war und die deshalb seine Neugier auf ihr eigenes Sexualverhalten weder sehen noch deuten konnte. Die eigene Einstellung und Ansicht zur Homosexualität soll nicht aufgedeckt werden. Damit würde man der Verführung, die in der Neugier liegt, nachgeben.

Ein kurzes Beispiel soll zeigen, wie bei der Einleitung der Analyse eines neurotischen Homosexuellen das Mitagieren des Arztes provoziert wird und vermieden werden kann.

Ein bleicher, schüchterner junger Mann wurde mir von seinem Vater in die Sprechstunde gebracht. Der Vater fragte mich sogleich, ob Homosexualität heilbar ist. Er wartete nicht auf eine Antwort, sondern fügte hinzu, er bitte mich, seinen Sohn in Analyse zu nehmen, wenn ich seine Frage bejahen könne. »Was denken Sie darüber?« war meine Gegenfrage, diesmal an den Sohn gerichtet. Der junge Mann verrenkte seine Glieder, schaute zu Boden und sagte nichts. »Er ist scheu und voller schlechten Gewissens«, fuhr nun der Vater fort, »ich störe hier. Er wird mit Ihnen erst sprechen, wenn Sie mit ihm allein sind.« Der Vater stand auf und verabschiedete sich. Ich bat den Sohn, im Lehnstuhl Platz zu nehmen, wo sein Vater zuvor saß, und begann zu sprechen: »Ihr Vater scheint sich hier nicht wohl gefühlt zu haben, er ist so plötzlich weggegangen.« »Er hatte Angst vor Ihnen«, war die Antwort.

In den ersten zehn Minuten provozierten Vater und Sohn den Analytiker mit einer Reihe von Fangfragen und Aussagen. Der Arzt sollte sich aufdecken, seine Meinungen preisgeben. Er sollte sich sogleich einmischen, den Vater zurückhalten und sinnvolle Erklärungen geben. Er sollte bereit sein, sich mit den Problemen und Personen zu identifizieren. Der Sohn versuchte die Neugier des Arztes zu wecken. Sein erster Satz lautete: »Mein Vater hatte Angst vor Ihnen.« Hier sollte ich fragen, weshalb, sollte bestürzt sein oder mich verteidigen. Diese Erwartungen dürfen nicht befriedigt werden, sonst hat der Analytiker bereits mitagiert. Nach einer halben Stunde verabschiedete ich mich von meinem Patienten, ohne eine weitere Sitzung mit ihm zu vereinbaren. Er ging weg, rief mich aber kurz darauf an: »Sie haben vergessen, mir zu sagen, wann ich wiederkommen muß. – Mein Vater will es sicher wissen heute abend, wenn er nach Hause kommt.« Dann erschien der Patient regelmäßig zur Analyse.

Es muß hervorgehoben werden, daß die Psychoanalyse bei Homosexualität nicht anders zu handhaben ist als bei Menschen ohne manifeste homosexuelle Neigungen. Es gibt wahrscheinlich keine prinzipielle Abweichung von der klassischen Technik, die die Behandlung Homosexueller fördert oder erleichtert. Der theoretisch ideal analysierte Psychoanalytiker hätte mit der Analyse Homosexueller keine Schwierigkeiten. Die Rechtfertigung besonderer technischer Hinweise liegt praktisch ganz im Rahmen der Gefahren, denen der Analytiker durch sein eigenes unbewußtes Mitagieren ausgesetzt ist. Folgende Richtlinien können immerhin festgelegt werden:

1. Verführungsabsichten und Auswirkungen der infantilen Sexualneugier spielen in der Übertragung wahrscheinlich immer eine Rolle, nur ist die Ansprechbarkeit des Unbewußten des Analytikers darin sehr verschieden. Wenn auch Unterschiede zwischen einzelnen Analytikern bestehen, scheint die Homosexualität eines Analysanden die Anfälligkeit des Unbewußten des Analytikers ganz allgemein zu erhöhen. Es ist deshalb ratsam, besonders darauf zu achten, die persönliche Ansicht und Einstellung zur Homosexualität in der analytischen Situation nicht aufzudecken.
2. Der Analytiker sollte seine Wünsche, den Homosexuellen zu heilen, fallenlassen. Dann wird er auch keine Wendung

zur Heterosexualität ängstlich erwarten müssen, um sich selbst bestätigt zu sehen.

Häufig wollen neurotische Homosexuelle, die gar keine echten Homosexuellen sind, den Analytiker in der Endphase der Analyse nicht mehr als voyeuristischen Zeugen zulassen, wenn heterosexuelle Strebungen sich praktisch auszuwirken beginnen. Der Analytiker kann dann seine Neugier nicht befriedigen wollen, ohne mit schweren Rückschlägen rechnen zu müssen.

3. Die Abhängigkeitswünsche des neurotischen Homosexuellen müssen frühzeitig erkannt werden. Sie sollen in die Deutungsarbeit einbezogen werden, sobald sie sich als Übertragungswiderstand zeigen, denn schon eine geringfügige Abweisung der Abhängigkeitswünsche durch den Analytiker wird vom Patienten als schwere narzißtische Kränkung erlebt. Der neurotische Homosexuelle erträgt eine Frustration seiner Wünsche, geliebt und angenommen zu werden, schlecht. Er neigt dazu, schnell eine überstarke Bindung an den Analytiker auszubilden und wieder zu verdrängen. In diesem Zustand treten dann die oralen Aggressionen, die beißenden, zerstörenden Impulse unter dem Deckmantel sado-masochistischer Haltungen, Phantasien, Erinnerungen und Assoziationen auf, die nicht mehr bis zur oralen Fixierung verfolgt werden können, weil sie – oft manifest – homosexuell ausagiert werden.
4. Besonders bei stark agierenden neurotischen Homosexuellen und, nach meinen Erfahrungen, bei versteckt homosexuellen Frauen sollen nicht die klinischen Erscheinungsformen der Homosexualität angegangen werden, sondern die regressiven Züge der narzißtischen und sadoanalen Haltungen und Charaktermerkmale. Je konsequenter diese Technik unter Zurückstellung der homosexuellen Auswirkungen angewandt wird, desto systematischer kann die Analyse auf ihrem Wege zur Belebung der oralen Regression in der Übertragung fortschreiten.
5. Die Forderung nach homosexueller Abstinenz während der Analyse kommt einem Mitagieren des Analytikers gleich, weil jede Aufmerksamkeit in dieser Richtung die Homosexualität des Patienten überbewertet und seinen unbewußten Wünschen entgegenkommt.

6. Das Mitagieren des Analytikers gefährdet die Analyse bei Homosexualität ernster und irreversibler als bei anderen Analysen. Modifikationen der klassischen Technik, wie sie immer wieder vorgeschlagen werden, z. B. den Homosexuellen zeitweise im Stuhl sitzen zu lassen und die Analyse ohne zwingende Gründe zu unterbrechen, betrachte ich als unangebracht. Die damit verbundenen Phantasien und Störungen in der Übertragung können tiefgreifende Folgen haben. Die so erzeugten Veränderungen sind dann nicht mehr zu überblicken.

Wenn es gelingt, eine klassische analytische Situation mit einem neurotischen Homosexuellen herzustellen und sein Agieren in der Analyse systematisch abzubauen, stellt sich die Frage, wie die frühkindlichen Inhalte und der Sinn der Symptome bei Homosexualität für die Deutungsarbeit verwendet werden sollen.

Es ist sehr wahrscheinlich, daß man auch die neurotische Homosexualität nicht auf eine Formel reduzieren kann. Erfahrungsgemäß stellen sich die richtigen Deutungen immer dann ohne besondere Schwierigkeiten ein, wenn die analytische Situation konsequent eingehalten worden ist und die Äußerungen der Übertragung und der Widerstände in erster Linie berücksichtigt und in der richtigen Folge gedeutet worden sind. Drei Ausschnitte der Analyse des jungen Mannes sollen das beleuchten.

Nach etwa dreißig Analysestunden geriet der Patient in immer stärkeres exhibitionistisches Agieren. Er begann, mit seinen homosexuellen Partnern zu prahlen und sich in der Analyse aufzuspielen. Der klagende Tonfall seiner Stimme war auffällig. Ich deutete ihm die Lustlosigkeit seiner Exhibition. Damit ging ich auf seine Herausforderung nicht ein. Hätte ich bloß die Imponierhaltung gedeutet und etwa gesagt, er müsse mir zeigen, wie wichtig ihm die Homosexualität sei, weil er sich vor der Behandlung fürchte, wäre ich in eine Kampfsituation mit ihm geraten. Hätte ich aber nur die masochistische Seite gedeutet und etwa gesagt: »Der klagende Tonfall Ihrer Stimme zeigt, wie sehr Sie im Grunde darunter leiden, homosexuell zu sein«, wäre ich in ganz gleicher Weise auf seine unbewußte Herausforderung eingegangen.

Die Lustlosigkeit der Exhibitionstendenz (nicht etwa der Homosexualität) kam als Deutung in Betracht, weil ich damit sowohl die phallisch-narzißtische als auch die masochistische Regung erfassen und in einen aktuellen Bezug zur Übertragung bringen konnte. Ich sagte ihm: »Ihre Stimme klingt traurig und freudlos, während Sie sich bemühen, mir zu zeigen, was Ihnen im Leben die größte Befriedigung bringt.« Der Patient betonte nun einerseits die Lustlosigkeit seines ganzen Lebens und andererseits, wie sehr er die Homosexualität als Entschädigung für diese Lustlosigkeit brauche. Ich wiederholte, daß es gerade deshalb besonders auffällig sei, daß seine Stimme freudlos und traurig klinge, während er mir zu zeigen versuche, wie sehr ihn die homosexuellen Erlebnisse befriedigten. Jetzt wandte er sich gereizt gegen mich und begann, den Sinn der Behandlung in Frage zu stellen. Die Deutung hatte eine Enttäuschung an der Übertragung bewirkt.

Es ist eine bemerkenswerte Erfahrung, daß der neurotische Homosexuelle durch Kritik, die die Umgebung an seinem Verhalten übt, im allgemeinen unberührt bleibt. Man könnte meinem Patienten seine Imponierhaltung oder seine masochistischen Züge sogar in verletzender Weise vor Augen führen, wie es sein Vater tat, ohne daß er gekränkt wäre. Trifft man aber mit einer oft ganz harmlos erscheinenden Bemerkung die beiden unbewußten Abwehrpositionen gleichzeitig, erfährt man, wie verletzlich der Homosexuelle in seinem Selbstgefühl ist.

Die Deutung der Lustlosigkeit seiner Exhibition führte auch wirklich zu einer Kränkung. Er warf mir vor, ich verstünde ihn nicht. Dann zeigte er seine angsterfüllte Abhängigkeit, in der er dem Vater gegenüberstand. Er fühlte sich von ihm verfolgt. Ich deutete ihm, daß der Wunsch, vom Vater anerkannt und geliebt zu werden, hinter der Abhängigkeit und Angst verborgen liege. Die frühzeitige Deutung seiner Abhängigkeitswünsche war wichtig, damit die positive Übertragung, die durch die entstandene Kränkung gefährdet war, nicht verdrängt wurde. Die Deutung des Wunsches, vom Vater geliebt zu werden, führte zu einer Veränderung der Übertragung. Jetzt zog er Libido von seinen homosexuellen Freunden ab und entwertete diese, während er die Liebeswünsche auf den Analytiker übertrug, aber in Form von Abhängigkeit und Angst, wie er sie zuvor am Vater erlebt hatte.

War es folgerichtig, Abhängigkeit und Verfolgungsangst an der Beziehung zum Vater zu deuten und damit der Übertragung starke, positive Impulse zufließen zu lassen, so wäre dieselbe Deutung der Abhängigkeit und Angst, die jetzt an der Beziehung zum Analytiker sichtbar wurden, unzweckmäßig. Der Analytiker wäre nämlich damit einer unbewußten Verführungsabsicht des Patienten gefolgt. Die Deutung der angstvollen Abhängigkeit würde den Patienten in seiner passiv-masochistischen Haltung bestätigen und den Analytiker in einer phallisch-narzißtischen Position erscheinen lassen. Diese Entwicklung wird in der Analyse sichtbar werden. Sie muß das Resultat der Projektion des Patienten und nicht das der Deutungen des Analytikers sein. Der homosexuelle Patient sucht unbewußt eine derartige Beziehung zum Analytiker herzustellen, um dann mit ihm die Rollen auszutauschen. Der Wunsch, vom Analytiker homosexuell geliebt zu werden, beschränkt sich in dieser Phase der Analyse ganz auf den Wunsch, mit ihm das sado-masochistische Spiel des Rollentausches erleben zu können. Mein Patient wartete darauf, ja mehr noch, er lauerte auf die Deutung, daß er in einer Abhängigkeit stünde, weil er den Drang verspürte, mit Worten und Taten die Deutung zu leugnen und nun den Analytiker in die passive Rolle zu bringen. Ein homosexueller Patient könnte auf eine solche verfrühte Deutung etwa antworten, er glaube, der Analytiker täusche sich, weil er selbst bedrückt sei. Der traurige Ausdruck des Analytikers sei ihm zu Beginn der Analysestunde bereits aufgefallen.

Die Verführungsabsicht meines Patienten wurde besonders deutlich, als er seine homosexuellen Partner immer offener zu beschimpfen und zu entwerten begann. Meine Deutung erfolgte nicht nach den Wünschen des Patienten, sondern betraf die Anspruchslosigkeit in der Wahl seiner Freunde. Ich sagte: »Es ist auffällig, daß ein junger Mann wie Sie nicht bessere Partner und Freunde finden kann.« Schließlich konnte ihm gezeigt werden, wie er sich mit der Wahl selbst entwertete. Diese Deutung hatte zur Folge, daß der Patient an seiner eigenen Person vorführen mußte, wie entwertet oder erniedrigt er als phantasiertes Liebesobjekt des Arztes sein mußte. Er kam mir gegenüber in eine passiv-masochistische Haltung und geriet in immer stärkere Abhängigkeit. Immer offener tauchte gleichzeitig die Neugier auf, zu erfahren, ob sein Arzt als homosexueller Partner in Frage kommen könnte.

Der Patient hatte sich mit mir identifiziert. Ich stellte jetzt seine Person auf der phallisch-narzißtischen Regressionsstufe dar, während er die Person des Partners auf der sado-analen Regressionsstufe agierte. Der Zeitpunkt war nun gekommen, in welchem die infantil-sexuelle Neugier in die Übertragung eingriff, um die Verführbarkeit des Partners aufzuspüren. Der Patient mußte untersuchen, ob sein neuer Partner, der Analytiker, die Voraussetzungen mitbringe, die ihn anziehend genug erscheinen ließen, um weiterhin bei ihm zu verweilen. Nach den Wünschen des Patienten sollte der Analytiker sich bereit erklären, mit ihm die Rollen auszutauschen. Die Neugier des Patienten wurde immer direkter. Schließlich fragte er mich, wie meine Einstellung zur Homosexualität sei. Ich sagte meinem Patienten, daß er sich mit seinem Vater identifiziere, der mir zu Beginn der Behandlung diese Frage gestellt hatte.

Der Analytiker muß auf solche Fragen vorbereitet sein und sich entscheiden, wie er ihnen begegnen will. In diesem Fall war es relativ einfach, den richtigen Weg zu finden, hatte doch der Vater anläßlich der ersten Begegnung dafür gesorgt, daß sein Sohn mit seinen Fragen unausweichlich in seine Rolle geraten mußte.

Selbstverständlich gab sich der Patient mit meiner Antwort nicht zufrieden. Er warf mir vor, daß ich ausweiche und bezichtete mich der Feigheit. Ich benützte die Vorkommnisse der ersten Besprechung und legte meinem Patienten im einzelnen immer wieder dar, wie es damals gewesen war. Er versuchte, die Dinge umzukehren, und kämpfte mit der unbestreitbaren Wirklichkeit dieser ersten Sitzung, an welcher sein Vater beteiligt gewesen war. Nachdem in dieser Phase der Analyse die neugierigen Wünsche des Patienten weder befriedigt noch gedeutet wurden, regredierte er in einen Zustand oraler Anklammerung. Phantasien ozeanischer Verschmelzung mit Objekten und Geschlechtsteilen begleiteten diese Regression.

Nach meiner Erfahrung sollte der Analytiker an dieser

Stelle nicht auf die prägenitalen Tendenzen eingehen und auch vermeiden, die Phantasien zu deuten. Die ganze positive Übertragung hatte sich nämlich in diese Regression zurückgezogen und wurde angesichts der schweren Versagung, die von meiner Zurückhaltung ausging, vorübergehend an den Phantasien befriedigt.

Meine Aufmerksamkeit richtete sich mit mehr Gewinn auf die Racheakte, die der Patient unbewußt plante, um mich für meine versagende Haltung zu bestrafen. Er provozierte seine Eltern zu einer feindlichen Einstellung gegen die Analyse, indem er sich nicht mehr pflegte und ein immer ungeordneteres Leben führte. Es dauerte nicht lange, bis er über die Klagen der Eltern zu berichten begann. Gleichzeitig wurde er während der Analysestunden wieder fröhlicher und aktiver. Ich deutete ihm seine heimliche Absicht, die Eltern gegen die Analyse aufzuhetzen, damit er sich ihrem Wunsch passiv unterwerfen könne, wenn sie fordern würden, die Behandlung abzubrechen. Diese Aussicht – fügte ich hinzu – stimmte ihn nach langer Zeit nun wieder erstmals heiter und unternehmungslustig.

Darauf ließen die Provokationen nach, der Patient fiel auch nicht in die passiv-unterwürfige Haltung zurück; er legte sich aber mit den schmutzigsten Burschen ins Bett. Der Analytiker darf sich durch die ansteigende homosexuelle Aktivität seines Patienten nicht beeinflussen lassen und etwa versuchen wollen, solchen scheinbar ungünstigen Entwicklungen mit Bedingungen, Drohungen, Ratschlägen und Suggestionen entgegenzuwirken. Es ist konsequenter und folgerichtiger, wenn er sich der Deutung der unbewußten Strebungen zuwendet, die aus den ödipalen Fixierungsstellen stammen. Ich deutete dem Patienten seine Identifizierung mit den Forderungen der Eltern und sagte ihm, an seinen schmutzigen Burschen führe er vor, was die Eltern vom Analytiker denken. In der Folge wurde immer nur gedeutet, wie er sich mit den Eltern und Partnern identifiziert hatte. Diese Deutungsarbeit führte zu einer Veränderung seines Verhaltens. Hatte er bisher seine Freunde aktiv gesucht, um sich von ihnen passiv verführen zu lassen, ließ er sich jetzt passiv finden, um seine Partner aktiv zu verführen. Diese Veränderung in seinem Verhalten wurde immer deutlicher in den Mittelpunkt der Betrachtung gezogen und an der Übertragung als Identifikationsversuch mit dem Analytiker gedeutet. Erst jetzt wurden auch die Abhängigkeit und Angst, die früher vom Vater auf die Beziehung zum Analytiker übertragen worden waren, als Ausdruck des verdrängten Wunsches, von seinem Arzt geliebt zu werden, gedeutet.

Die Veränderung, die der Patient in seinem Verhalten seinen homosexuellen Partnern gegenüber zeigte, war die Folge der Identifikation mit dem Analytiker. Sie war das erste Ergebnis der Übertragungsneurose, die bei manifest Homosexuellen so mühsam entsteht. Ich halte es für einen der bedeutsamsten Faktoren in der Technik der Behandlung homosexueller Patienten, daß dieser Identifikationsprozeß an der Übertragung dann gedeutet und durchgearbeitet wird, wenn er sich erstmals an einer Veränderung des Verhaltens im Umgang mit den homosexuellen Partnern zeigt. Meistens wird der Patient diese Deutung zuerst nicht ertragen und mit einer Regression antworten. Es scheint dann oft ein Zeitverlust einzutreten. Der Analytiker beginnt zu zweifeln, ob sein Vorgehen richtig war. Er wird müde, den Regressionen, die sein Patient vorführt, gelassen zuzusehen. Schließlich wird der Patient aber die Deutung seiner Identifikationsleistung mit dem Analytiker durcharbeiten und bei seiner neuen Verhaltensweise bleiben können, ohne die Übertragungsbedeutung, die sein Verhalten mitbeinhaltet, von sich zu weisen oder verdrängen zu müssen. Diese Deutung der Identifikation mit dem Analytiker ist so wichtig, weil die Verdrängung des Ödipuswunsches an der Identifikation mit der Mutter erfolgt ist und die Identifikation somit dauernd an die Kastrationsangst anklingt. Der neurotische Homosexuelle kann sich nicht identifizieren, ohne eine regressive Besetzung einzugehen, die sich bei ihm auf die austauschbaren Fixierungsstellen stützt. An der Übertragung muß er es wiedererlernen, eine Identifikation angstfrei vorzunehmen, sie einzugehen, ohne dem stets bereitliegenden Übersprungsmechanismus zwischen phallisch-narzißtischer und sado-analer Besetzung zu folgen. Ist dieser Prozeß an der Übertragung einmal erfolgt, richtet sich der Patient, allerdings noch sehr labil und nur innerhalb der analytischen Beziehung, nach der phallisch-narzißtischen Erlebnisweise aus, die für den unneurotischen Homosexuellen charakteristisch ist.

Bei meinem Patienten war dies der Fall, nachdem er es ertrug, sich weiterhin von seinen Freunden passiv finden zu lassen und sie aktiv zu verführen, obschon ihm die Bedeutung seiner Identifikation mit mir bewußt war. Darauf trat das Agieren in den Hintergrund, und ein Strom von Erinnerungen an die Beziehung zur Mutter füllte die Analysestunden aus. Von da an wurden die Deutungen an der Übertragung vermieden. Zusammenhänge, die die Identifizierung des Patienten mit seiner Mutter aufzeigten, wurden klargestellt.

Ist die Analyse mit einem neurotischen Homosexuellen so weit fortgeschritten, droht dem Analytiker eine sehr bemerkenswerte Versuchung. Er fühlt sich in seiner analytischen Rolle recht befriedigt und denkt, der Zeitpunkt sei gekommen, dem Patienten Deutungen zu geben, die weit über das Thema der Identifikation mit der Mutter hinausgehen. Der homosexuelle Analysand unternimmt nämlich alles, um den Analytiker dazu zu veranlassen. Er bringt tiefes Material, an dem die Kastrationsängste in ihrer Verknüpfung mit dem Vater so deutlich auftauchen, daß es schwerfällt, sie nicht zu deuten. Er zeigt auch seine Inzestwünsche, spricht gelegentlich ganz offen von einem Begehren, das er als Kind und auch noch als Erwachsener empfunden habe, mit der Mutter oder einer Schwester sexuelle Beziehungen einzugehen. Ich glaube, daß man nicht fehlgeht, wenn man auch diese Mitteilungen als eine unbewußte Verführungsabsicht auffaßt. Die Versagung, die in diesem Analysenabschnitt aufrechterhalten werden muß, bezieht sich beinahe ganz auf die Beschränkung, die sich der Analytiker auferlegt, nur die Identifizierung mit der weiblichen Hauptperson der Kindheit zu deuten.

Der zweite Analysenabschnitt, über den hier berichtet werden soll, beginnt um die 160. Stunde. Äußerlich war der Analysand verändert. Obschon gepflegt und elegant gekleidet, wirkte er etwas ungeschickt in seinem Benehmen. Ein kindlich-naiver Zug war unverkennbar. Er hing an seiner Analyse und stellte sich vor, ein sehr erfolgreicher Mann zu werden, ein Architekt wie Corbusier, ein Politiker wie Churchill oder ein reicher Geschäftsmann. Er wußte es noch nicht.

Jede Frustration im täglichen Leben beantwortete er mit einem homosexuellen Akt. Er stellte sich hin und wartete, bis ein Partner kam. Dann verführte er ihn. Er hatte jedesmal eine Depression, wenn es soweit kam.

Die phallisch-narzißtische Haltung war deutlich zu erkennen. Der homosexuelle Akt, mit dem der Patient jede Frustration beantwortete, hatte jetzt die Stelle der früheren sado-analen Regression eingenommen. Die homosexuelle Aktivität war nicht mehr Ausdruck des doppelspurigen regressiven Anpassungsvorgangs. Sie wurde in gewissem Sinne ein Plagiat ihrer selbst. Die Depressionen zeigten an, daß die Homosexualität nicht mehr recht zu ihm paßte. Befriedigung brachte ihm die Onanie. Dabei phantasierte er, ein starker heterosexueller Mann sei leidenschaftlich in ihn verliebt. Beim Erzählen solcher Phantasien stellte sich immer deutlicher eine depressive Verstimmung ein. Die Deutung betraf den Zusammenhang zwischen Befriedigung und Depression. Ich sagte ihm er sei traurig, weil sein Arzt nicht derjenige sei, mit welchem er geschlechtliche Beziehungen habe.

Hatte sich während des ersten Analysenabschnittes gezeigt, daß die Deutung seines Wunsches, von mir geliebt zu werden, nicht gegeben werden dufte, muß an dieser Stelle darauf hingewiesen werden, wie wichtig es jetzt war, diese Wünsche unverhohlen zur Sprache zu bringen. Nachdem der homosexuelle Patient sich soweit verändert hatte, daß er eine phallisch-narzißtische Libidoposition ertragen konnte, bestand kein Grund, mit der Deutung manifest homosexueller Wünsche an der Übertragung zu zögern. Der Analytiker muß in Betracht ziehen können, daß er als Objekt direkter homosexueller Ansprüche in Frage kommt. Zeigt er da innere Hemmung, liegt eine Verdrängung eigener homosexueller Regungen vor.

Diese Deutung war deshalb wichtig, weil der Patient erst danach die neue Erfahrung durcharbeiten konnte, die er an der Beziehung zum Analytiker erlebte. Es war die Erfahrung, sich geliebt zu fühlen und dennoch auf eine sexuelle Befriedigung zu verzichten. Mein Patient war noch lange nicht soweit. Er zeigte eine Enttäuschungsreaktion in der Übertragung und wurde negativistisch. Ich deutete die Enttäuschung. Er wurde vorwurfsvoll und beschuldigte mich in irrationaler Weise. In seinen Phantasien konnten die Gründe der Projektion aufgefunden werden. Es stellte sich heraus, daß sein Arzt in den Onaniephantasien aufgetreten war. In dieser Zeit regredierte der Patient nur noch dann in die homosexuelle Aktivität, wenn ihm die Versagung in der Analyse unerträglich schien.

Allmählich zeigten sich wieder exhibitorische Tendenzen wie zu Beginn der Analyse. Das demonstrative Benehmen und die Imponierhaltungen richteten sich aber jetzt auf die Frauen. Er führte ein masochistisches Mädchen ins Kino und machte sich über sie lustig. Ich zeigte ihm seine Überheblichkeit und sagte, er wirke naiv, weil er die Frauen nicht kenne. Die narzißtische Kränkung, die er dadurch erlebte, hatte eine Regression zur Folge. In der Analyse wurde er passiv-masochistisch und klagte über sein Los. Außerhalb der Analyse fand er beachtenswert nette Freunde, die nicht homosexuell waren. Er faßte den Plan, die jüngsten unter ihnen homosexuell zu verführen. Der Patient erwartete, daß sich der Analytiker nun endlich auflehnen würde und sich als Feind der Homosexualität aufdecke. Die Deutungsarbeit betraf aber seine versteckte Unlust, die bei den Versuchen, die neuen Freunde zu verführen, deutlich zum Vorschein kam. Mein Patient wurde daraufhin aggressiv und warf mir Eifersucht vor. Er beschimpfte mich und die Psychoanalyse. In überstürzter Folge lehnte sich die ganze Familie gegen die Analyse auf.

Gefolgt von seinem triumphierenden Sohn erschien der Vater zur folgenden Analysestunde und sprach wütend: »Alles ist verdorben, die großen Hoffnungen sind dahin, das Vertrauen ist gebrochen, das Geld nutzlos vertan.« Ohne eine Erklärung zu geben lehnte ich alle Vorwürfe ab und betonte, daß die Analyse jetzt weitergeführt werden müsse. Es sei nicht anders möglich. Der Vater drohte, die Behandlung nicht mehr zu bezahlen. Als er mit seinem Sohn das Sprechzimmer verlassen wollte, rief ich den Patienten zur Stunde zurück. Widerwillig fügte er sich. Dann begann er zu weinen.

Die Bearbeitung der dramatischen Szene führte zur Deutung, daß der erboste Vater an die Stelle des Analytikers getreten war. Da es dem Patienten nicht gelungen war, den Analytiker zum Eingreifen zu bringen, verführte er seinen Vater anstelle seines Analytikers dazu. Es wurde deutlich, daß der Analytiker in der Übertragung die Rolle des homosexuellen

Verführers eingenommen hatte. Der Patient fand sich selbst in der Person des noch nicht verführten jungen Freundes. Sein Vater eilte ihm zu Hilfe, um die »üblen Absichten« des Analytikers zu durchkreuzen. So verstand der Patient, daß er selbst eine feindliche Einstellung zu seiner Homosexualität hatte. Die damit in Verbindung stehende feindliche Einstellung zum Analytiker blieb in ihrer Übertragungsbedeutung unberührt. Die weitere Durcharbeitung ergab vorerst, daß die jungen, noch nicht homosexuell verführten Burschen die ersehnten Mädchen sein sollten. Sie waren aber nur Verschiebungsersatz für den Analytiker, der sich in den Phantasien zum beängstigenden Weib ausgestaltete, bereit, sein Opfer zu zerstören. So kam die Mater castratrix zur Übertragungsbedeutung.

Der dritte Abschnitt, den wir aus dieser Analyse herausgreifen, entwickelte sich ungefähr nach 300 Analysestunden. Es war ein Jahr vor dem Abschluß der Behandlung.

Während langer Zeit berichtete der Patient in der Analyse nur mehr selten und wenig über seine homosexuellen Erlebnisse. Die Erotik spielte ganz allgemein eine geringere Rolle als früher. Berufliche und familiäre Probleme waren ihm wichtiger. Wütend begann er gegen die Passivität seiner Mutter zu protestieren, die die geringste Forderung, die an sie gestellt werde, mit einer Krankheit beantworte. Der Rückgang des Interesses an erotischen Erlebnissen war die Folge der Kastrationsangst, die in der Übertragung immer drohender in Erscheinung trat. Die gestauten triebhaften Impulse erhöhten die Spannung, die sich zuerst im Protest gegen die Passivität der Mutter entladen hatte. Im Grunde protestierte er gegen seine eigene Passivität und meinte seine relative sexuelle Abstinenz.

Die Schuld des Vaters am Leiden der Mutter kam zur Sprache. Die ablehnende Haltung des Vaters hätte die Mutter zermürbt. Dann nahm der Patient den Vater in Schutz und bezichtete die Mutter. Sie war jetzt schuld an der ablehnenden Haltung des Vaters. An den großen Figuren der Kindheit wurde der Rollenwechsel noch einmal erlebt. Sobald er die Mutter in Schutz nahm, erlebte er sich passiv und den Vater als phallischen Aggressor. Stellte er sich auf die Seite des Vaters, wurde die Mutter bedrohlich und durch seine eigene Aggression gefährdet. In diesen Phantasien, die die Schuldfrage betrafen, wurden die phallisch-narzißtischen und die sado-analen Wünsche in ihrer ödipalen Bedeutung überhaupt erst Gegenstand der Analyse.

Als der Vater ihn jetzt lobte, reagierte er mit Angst. Er glaubte, durch die Analyse in eine gefährliche Falle gelockt worden zu sein. Für seine Befürchtungen konnte er keinen Grund finden. Es trat eine immer größere Verwirrung in ihm auf. Diese Verwirrung führte die ganze ödipale Problematik auf die orale Fixierung des Patienten zurück, die jetzt in der Übertragung wirksam wurde. Er veränderte seine Haltung und suchte eifrig nach neuen homosexuellen Erlebnissen. Kritiklos und ohne Befriedigung ging er oft am gleichen Abend mit einer Reihe von Männern ins Bett. Schließlich fand er einen abstoßenden älteren Mann. Im Geständniszwang schilderte er alle Einzelheiten des homosexuellen Aktes, doch verschwieg er mit besonderer Hartnäckigkeit seine Gefühle. Unter heftigen Widerständen gab der Patient schließlich zu, daß tiefer Ekel, Impotenz und Scham aufgetreten waren. Die bisher verschwiegene Phimoseoperation motivierte oberflächlich seine Angst, einen zu kleinen Penis zu haben. Er weinte nun fast in jeder Analysestunde, bat mich um Hilfe, vernachlässigte sich, arbeitete nichts mehr und äußerte in affektloser Art, er wolle sich umbringen. In Träumen und Phantasien tauchte das Erlebnis am alten homosexuellen Mann in verzerrter Form immer wieder auf. Er befand sich inmitten einer schweren Regression, in welcher nichts mehr Bestand zu haben schien.

Die Aufarbeitung des homosexuellen Erlebnisses mit dem alten Mann erfolgte an der Übertragung, indem ich ihm zeigen konnte, daß er mich und den Vater suchte, als er sich diesem abstoßenden Partner unterwarf. Was er aber in seinen projektiven Phantasien fand, war nicht der Vater, sondern eine grauenerregende kastrierende Mutter. Das Bild des alten Mannes zerfiel bei der analytischen Bearbeitung in Einzelteile. Das Alter bedeutete Sexualreife. Das Abstoßende war mütterlich. Die Gier im Blick des Mannes erlebte er als Kastrationsdrohung durch den Vater. Das ganze Bild galt der bedrohlichen Rolle des Analytikers innerhalb der oralen Regression. Der Patient fühlte, daß von der Analyse eine ungeheure Forderung ausging, die er nicht erfüllen konnte. Diese Forderung hatte die Bedeutung, daß der Analytiker ihn verschlingen möchte. Der Patient bot sich in seiner ganzen Person als Opfer an. In dieser Vernichtungsangst erlebte er die Kastrationsangst auf der oralen Erlebnisstufe.

Der Patient hatte die größten Anstrengungen gemacht, seine Homosexualität zu retten, einmal phallisch-narzißtisch agierend, dann wieder sado-masochistisch sich unterwerfend. Er versuchte mit allen Mitteln, die alte doppelspurige regressive Anpassung wieder zu beleben, um sich der viel tiefer reichenden und bedrohlicheren oralen Regression zu erwehren. Dieser Versuch gelang aber nicht, weil das System der phallisch-narzißtischen und sado-analen Fixierungsstellen inzwischen der Übertragungsneurose anheimgefallen war. Der Patient befand sich in einem prägenitalen Zustand, der nicht zu Unrecht mit präpsychotischen Krankheitsbildern verglichen wird. Nur muß hinzugefügt werden, daß diese Entwicklung durch die Wandlung der Übertragungsbedeutung entstanden war und ein Resultat der Analyse darstellte. Das war auch der Grund dafür, daß die Deutungen über den Sinn der Zusammenhänge die Regression allmählich zum Verschwinden brachten.

Die Inhalte der Phantasien und Erlebnisse des Patienten wurden dann während vieler Wochen durchgearbeitet, bis er allmählich lernte, die Projektionen von den Realbezügen zu unterscheiden. Damit wurde – vom Patienten unvermerkt – die Regression immer weniger dringend. Während der folgenden Entwicklung hatte der Analytiker keine Zunahme der Übertragung mehr zu erwarten. Er konnte aber beobachten, wie nach Überwindung der Kastrationsangst die erotischen Interessen des Patienten immer wieder an der Übertragung zum Analytiker gemessen und überprüft werden mußten. Mit der Verminderung der Übertragungsspannung, die durch die Deutungsarbeit erzielt wurde, nahm die Notwendigkeit, die Liebesobjekte zu vergleichen, allmählich ab.

Die Frage, inwiefern homosexuelle Wünsche, Phantasien und Akte im Leben des Patienten auch nach der Analyse eine entscheidende Rolle spielen, hängt davon ab, ob es sich bei neurotischer Homosexualität um ein Symptom handelt oder ob die Neurose darin besteht, eine ungestörte Homosexualität nicht zulassen zu können. Im verwendeten klinischen Beispiel bin ich auf diese Frage nicht eingegangen, weil es mir darum ging, die neurotischen Störungen ins Zentrum der Betrachtung zu stellen, die bei einer Entwicklung zu Homosexualität oder einer Neurose mit homosexuellen Symptomen auftreten können. Ist Homosexualität ein Symptom, kann die homosexuelle Neigung bei allen seelischen Belastungen immer wieder auftauchen. Entscheidend dabei ist die Frage, ob in solchen Momenten andere Auswege als die Regression bereitstehen und besetzt werden können. Es ist die Aufgabe der Analyse, solche Möglichkeiten zu eröffnen. Es kann nicht das Ziel einer Analyse sein, den Zwang, einer triebhaften Regung zu folgen, durch den gegenteiligen Zwang zu ersetzen.

Wenn die Übertragung des neurotischen oder unneurotischen Homosexuellen allmählich schwächer wird, entsteht im Unbewußten des Analytikers eine Schwierigkeit. Wegen der besonderen Übertragungsform seines Analysanden ist seine eigene Gegenübertragung oft stark und ambivalent geworden. Der Analytiker läßt sich in solchen Momenten leicht verführen, eine Bestätigung seiner analytischen Arbeit zu fordern. Er möchte wissen, welche Prioritäten der Analysand in seinem Sexualleben setzt, bekommt aber in der Regel nichts mehr darüber zu hören. Dann muß er sich davor hüten, seinen Analysanden Fragen zu stellen. Erinnert er sich der Schwierigkeiten, die er selbst während der Kur mit der Neugier seines Analysanden gehabt hatte, wird es ihm leichter fallen, darauf zu verzichten. Sein psychoanalytisches Verständnis kann ihn für diesen Verzicht entschädigen.

Zur Genese der gestörten Geschlechtsidentität am Modell der Homosexualität mit narzißtischer Problematik

Ich möchte in diesem Beitrag psychoanalytische Erfahrungen, die wir aus der Übertragung gewonnen haben und die uns frühere Zustände der sexuellen Identität in ihrer Wiederholung zeigen, im Hinblick auf ihre Bedeutung für die spätere Entwicklung der Geschlechtsrolle und des sexuellen Verhaltens bewerten. Betrachten wir die Fälle, bei welchen einerseits Störungen der sexuellen Identität vorliegen, andererseits die Gesamtperson nicht so schwerwiegend gestört ist, daß von einer psychotischen Entwicklung gesprochen werden müßte, so stehen wir vor einer Vielzahl klinischer Bilder. Was ihnen allen gemeinsam sein könnte, ist schwer zu sagen.

Grundlage meiner Überlegungen sind meine Erfahrungen bei Analysen von Patienten, deren infantile Triebschicksale zu einer besonderen Form neurotischer Homosexualität geführt haben. Das klinische Bild der Homosexualität ist genetisch nicht einheitlich. Was schließlich zu einer bestimmten Geschlechtsrolle führt, hat als Grundlage mannigfaltige Konstellationen und Konfigurationen. Die Psychoanalyse hat eine Reihe von Vorstellungsmodellen und Konzepten entwickelt, die es uns ermöglichen, die verschiedenen Entwicklungen, die zu einer neurotischen homosexuellen Objektwahl Anlaß geben, zu verstehen.

Ich möchte aufgrund eigener Beobachtungen zeigen, wieviel – bei bestimmten Homosexuellen mit narzißtischer Problematik – dafür spricht, daß eine Ungleichmäßigkeit zwischen Trieb- und Ichentwicklung, daß ein Mißverhältnis zwischen den Entwicklungslinien (gemäß der Theorie Anna Freuds) zu Störungen der sexuellen Identität führen kann. Ich meine, daß Trieb- und Ichentwicklung in der späten präödipalen Phase verschieden schnell voranschreiten. Während eine Verlangsamung im Bereich der Ichentwicklung zu einem Verharren im magischen Denken führt, kommt es infolge einer relativen Beschleunigung im Bereich der Triebentwicklung zu einem Ausfall der Kontrollfunktionen über sexuelle und aggressive Strebungen. Das führt zu einer ungenügenden Integration der Gesamtpersönlichkeit. Ich glaube, daß bei bestimmten, neurotischen Homosexuellen eine solche Disharmonie zwischen den Entwicklungslinien deshalb anzunehmen ist, weil diese Patienten eine auffällige Neigung zeigen, praktisch alles, was mit der sexuellen Differenzierung der Geschlechter zusammenhängt, regressiv im Sinne von Überlegenheit versus Unterlegenheit, Stärke versus Schwäche und Allmacht versus Ohnmacht zu erleben. Diese durch das Festhalten am magischen Denken gekennzeichnete Tendenz zielt darauf, die Gestalt der sexuellen Vorstellungsrepräsentanzen unbestimmt zu halten. In ihrem Denken folgen diese Homosexuellen oft einem Klischee, wenn sie sich die Unterschiede zwischen Mann und Frau vorstellen. Ihre Ansichten wirken undifferenziert.

Innerhalb einer sonst differenzierten Persönlichkeit werden Züge sichtbar, die wie Fremdkörper erscheinen. Neben anderen Aspekten, deren Bedeutung nicht unterschätzt werden soll, stellt eine Entwicklung zu neurotischer Homosexualität mit narzißtischer Störung einen Versuch dar, der sexuellen Differenzierung auszuweichen und an einem anatomisch noch undifferenzierten Bild festzuhalten, in dem Machtunterschiede die entscheidende Rolle spielen. Die Ungleichmäßigkeit zwischen Ich- und Triebentwicklung hatte zur Folge, daß das Kind die anatomischen Unterschiede der Geschlechter entdeckte, bevor eine gewisse Stufe der Reife in der Entwicklung der Objekt- und Selbstrepräsentanzen erreicht worden war, die eine realitätsgerechte Beurteilung des Beobachteten ermöglicht hätte.

Im folgenden möchte ich kurz jene Beobachtungen hervorheben, die mich in dieser Auffassung bestärkt haben. Bei Analysen mit narzißtisch gestörten Homosexuellen fällt auf, daß in vielen Fällen der Patient versucht, den Analytiker in eine intolerante Haltung gegenüber den homosexuellen Tendenzen zu drängen. Die oberflächliche Rationalisierung, die feindselige Einstellung der Gesellschaft und der Wunsch des Analysanden, vom Analytiker geschätzt zu werden, als Ursachen dieses Verhaltens anzunehmen, genügt nicht, um die Hartnäckigkeit dieser Tendenz zu erklären. Man muß vielmehr davon ausgehen, daß es sich um eine Wiederholung in der Übertragung handelt, die eine frühere Situation widerspiegelt, in der der eine Elternteil etwas gegen die Bindung des Kindes an den anderen Elternteil hatte. Eine solche Erfahrung kann als Trauma wirken und eine Enttäuschung an der Vollkommenheit der Eltern zur Folge haben, wodurch die Bildung der idealisierten Elternimago teilweise unterdrückt wird. Die spätere phasengerechte Verinnerlichung der idealisierten Elternimago ist dann gestört. Diese Konstellation führt zunächst dazu, daß bestimmte Objektbeziehungen bevorzugt werden, die im Selbstgefühl einen Machtzuwachs gestatten. Die Neigung, bestimmte Objektbeziehungen in dieser Weise zu bevorzugen, läßt sich auch in der analytischen Beziehung beobachten und hängt damit zusammen, daß der Patient die Toleranz des Analytikers schwer erträgt. Diese Schwierigkeit stellt sich unabhängig davon ein, ob der Analytiker gleichen Geschlechts ist oder nicht, und auch unabhängig davon, ob man in der Entwicklung der Übertragung die Rolle des einen oder anderen Elternteils darstellt. Dies scheint mir ein beachtenswerter Hinweis dafür zu sein, daß bei narzißtisch gestörten Homosexuellen die sexuelle Differenzierung noch keine Rolle spielt.

Im Zusammenhang mit dem Bedürfnis des Patienten nach Allmacht ist das Verlangen dieser Homosexuellen erwähnenswert, sich beinahe alle Befriedigungen durch autoerotische Aktivitäten zu verschaffen. Auf diesem Wege wird das Bild der Vollkommenheit des eigenen Selbst angestrebt. Diese Tendenz ist auch bei unneurotischen Homosexuellen charakteristisch, wobei ihr Streben nach innerer und äußerer Autonomie weit über den sexuellen Bereich hinausgeht. Gewöhnlich zeigen die narzißtisch gestörten Homosexuellen eine auffallend starke Kränkbarkeit, wenn sie sich näher mit jemandem einlassen. Das trifft zu, wenn sie sich in Analyse begeben, oft aber auch im Umgang mit ihren homosexuellen Partnern. Sobald jedoch solche Analysanden im weiteren Verlauf der Analyse beginnen, die unbewußte, idealisierte Elternimago auf den Analytiker zu übertragen, läßt die narzißtische Kränkbarkeit in auffallendem Maße nach. Es wird dann allmählich immer deutlicher, daß das narzißtische Gleichgewicht nur so lange aufrechterhalten werden kann, wie der Analytiker als sexuell undifferenzierte Person erlebt wird. Sobald jedoch der Analytiker als eine Person mit sexuellen Eigenschaften erkannt wird oder, allgemeiner ausgedrückt, anatomisch-sexuelle Gesichtspunkte im Zusammenhang mit den Geschlechtsunterschieden ins Gewicht fallen, kann man beobachten, daß jede Äußerung des Analytikers so aufgenommen oder abgewehrt wird, als würde der Analytiker ein sexuelles Ziel mit seinem Analysanden anstreben. Die Vorstellungen, sexuell überwältigt, zerstört oder kastriert zu werden, ordnen sich hier ein. Der Analysand reagiert weniger mit Angst als mit einem Gefühl der Leere in bezug auf seine Möglichkeiten, sich narzißtische Befriedigungen zu verschaffen.

Die phallischen, sadistischen und aggressiven Phantasien, wie auch die Gefühle von Neid und Rivalität, die diese Patienten in solchen Phasen der Analyse vorbringen, weisen darauf hin, daß die sexuelle Polarität der Eltern häufig als eine aggressive Beziehung der Eltern zueinander erlebt worden ist. Der eine Elternteil erscheint immer als Aggressor, der andere als Opfer, wobei der phantasierte Aggressor sowohl der Vater als auch die Mutter sein kann. Man bekommt immer deutlicher den Eindruck, daß alle Aktivitäten der Elternfiguren wie überwältigende und erniedrigende Sexualtätigkeiten erlebt wurden, daß aber der Vergleich dieser Elternfiguren mit sich selbst so enttäuschend und entmutigend ausfiel, daß ein bedrohliches Gefühl von Ohnmacht und Hilflosigkeit entstanden ist.

In diesem Zusammenhang scheint mir die Gestaltung der Objektbeziehung, die der Homosexuelle ganz allgemein in der Analyse anstrebt, von besonderer Bedeutung zu sein. Es ist immer wieder erstaunlich festzustellen, mit welcher Leichtigkeit und Beweglichkeit der Homosexuelle Objektbesetzungen vornehmen und wieder aufgeben kann. Es besteht ein dauerndes Oszillieren zwischen Objekt- und Selbstbesetzungen, wobei identifikatorische und projektive Prozesse eine große Rolle spielen und dem Schauen und Vergleichen eine besondere Bedeutung zukommt. Ich habe beobachtet, daß dieses Oszillieren immer dann auftritt, wenn sich das Interesse auch des unneurotischen Homosexuellen dem Analytiker als Sexualobjekt zuwendet, wobei er ständig die sexuellen Eigenschaften, die er dem Analytiker zuschreibt, mit dem

Bild vergleicht, das er von sich selbst, von seinem Körper und dessen sexuellen Fähigkeiten und Leistungen hat. Dann weicht der neurotische Homosexuelle gewöhnlich ins homosexuelle Agieren aus. In solchen Phasen erlebt der oft aggressive, phallisch exhibierende Patient den abwartenden und toleranten Analytiker als passiv-unterwürfig und in seiner Ohnmacht dem Patienten hilflos ausgeliefert. Versucht der Analytiker zu intervenieren, tritt oft ein Rollenwechsel ein. Der Patient zeigt sich nun passiv-unterwürfig und hilflos, während er dem Analytiker phallische Macht zuschreibt. In solchen Phasen versucht der narzißtisch gestörte Homosexuelle, sich mit dem idealisierten Analytiker zu identifizieren. Gelingt die Identifikation, fühlt sich der Patient selbst phallisch und mächtig. Er projiziert dann die bedrohlichen Ohnmachtsgefühle auf den Analytiker. Gelingt die Identifizierung nicht, wird die Idealisierung zurückgenommen und auf einen geeigneten Partner – gewöhnlich einen homosexuellen – übertragen. Im Wiederholungszwang, dem der Patient unterliegt, scheint die Idealisierung dauernd im Dienst der Abwehr von Gefühlen der Ohnmacht und von narzißtischen Kränkungen zu stehen. Beurteilt der Analytiker das Bedürfnis seines Patienten, ihn zu idealisieren, als Abwehr, kann sich der Rollenwechsel in schneller Folge wiederholen, so daß ein unausgesprochener Kampf zwischen Patient und Analytiker entsteht. Diese Entwicklung kann zu einem ungünstigen Behandlungsverlauf führen. Vom Gesichtspunkt der Übertragungsentwicklung her betrachtet, sind solche Patienten gezwungen, immer wieder, gleichsam probeweise, eine sexuelle Polarität in der analytischen Beziehung aufzubauen. Dieser Schritt in Richtung auf eine sexuelle Differenzierung mißlingt häufig, so daß der Konflikt, in dem diese Patienten mit dem Analytiker stehen, sich in undifferenzierter Weise auf Machtunterschiede zentriert.

In Wirklichkeit können narzißtisch gestörte Homosexuelle die Besetzung des idealisierten Objekts nicht aufrechterhalten. Sie benützen das Allmachts-Ohnmachts-Rollenspiel in ihren Objektbeziehungen als ihr Mittel der Realitätsprüfung, um zu einer realistischeren Strukturierung der verschwommenen Vorstellungsrepräsentanzen ihres Körper-Ich zu gelangen. Ihre Bemühungen sind vergebliche Heilungsversuche, die mißlingen, weil Identität und Objektrealität im Selbst gestört sind und eine Unklarheit, im besonderen hinsichtlich der sexuellen Identität, besteht.

Die Mißverhältnisse zwischen Trieb- und Ichentwicklung haben dazu geführt, daß die Selbst- und Objektrepräsentanzen noch mit verzerrten Bildern der Rollen der Eltern durchdrungen waren, als das Kind den Geschlechtsunterschied entdeckte und erkannte, welchen Geschlechts es selbst ist. Bei diesen Patienten drohen die Störungen der sexuellen Identität dauernd das narzißtische Gleichgewicht und das Selbstgefühl zu beeinträchtigen. Die psychoanalytische Erfahrung zeigt, daß man die Disharmonie der Entwicklungslinien bei diesen besonderen Formen von Homosexualität als eine narzißtische Störung der sexuellen Identität auffassen muß.

Psychodynamisch steht mit fortschreitender Analyse die Sehnsucht nach dem idealisierten Objekt in der Übertragung immer deutlicher im Vordergrund. Die Sehnsucht nach Verschmelzung mit der Mutter, nach einem Zustand, in dem das Selbst noch als Teil des Objekts erlebt wird, bleibt im Hintergrund.

Von der Technik her betrachtet ist es wichtig, daß der Analytiker diese Übertragungsentwicklung zuläßt und vor allem nicht als Abwehr deutet. Ist der Analytiker zu aktiv, wird er zum Verfolger oder zum Verführer. In Wirklichkeit benötigt der Patient den Analytiker als Teil des Selbst. Damit ist man als Therapeut nicht mehr Objekt, sondern Funktion. (Kohut) Man muß sich damit begnügen, ein Teil des Selbst des Patienten zu sein, bis dieser über eine bessere Realitätskontrolle verfügt.

In dem Maße, wie der Patient fähig wird, die Besetzung des idealisierten Objekts aufrechtzuerhalten, wird er auch in der Übertragung eine sexuelle Objektbesetzung entwickeln können. Dann wird er allmählich und in autonomer Weise die Idealisierung und die Verzerrung, die er in der Übertragung entwickelt hat, durch eine adäquatere Einschätzung und Beurteilung der Realität abbauen können. Über lange Strecken der Analyse wird er, dem Wiederholungszwang folgend, die Machtunterschiede in der Objektbeziehung höher bewerten als die sexuelle Ausdifferenzierung, bis es ihm schließlich gelingt, eine Verinnerlichung der einst projizierten Phantasien von Größe und Allmacht realitätsgerecht zu assimilieren und sein Selbstgefühl dauernd vom Bewußtsein der eigenen sexuellen Identität leiten zu lassen.

Meine Ausführungen waren darauf gerichtet, Einsicht in die psychodynamischen Zusammenhänge zu gewinnen, die bei narzißtischen Störungen der sexuellen Identität bestimmter neurotischer homosexueller Patienten vorliegen. Es war nicht meine Absicht, die Diskussion auf dieses umschriebene klinische Bild zu beschränken. Ich wollte vielmehr dazu anregen, das Konzept der Ungleichmäßigkeit im Fortschreiten der Trieb- und Ichentwicklung und die technischen Aspekte, die bei der Analyse narzißtischer Störungen ins Gewicht fallen, auf andere klinische Ausformungen von Störungen der männlichen und weiblichen Identität anzuwenden.

Die unneurotische Entwicklung zur Homosexualität

Sexualität, in welcher Form sie sich auch immer zeigt, kann niemals eine Neurose, eine Psychose, eine Morbidität sein. Das Krankhafte kann stets nur als Ausdruck einer disharmonischen Entwicklung im gesamten psychischen Haushalt verstanden werden. Die Annahme, daß eine gleichgeschlechtliche Partnerwahl bereits ein Symptom darstellt, daß Homosexualität an sich ein Individuum psychisch krank macht, ist eine Unterstellung. Die Erfahrung der Menschen aller Kulturen zeigt, daß Homosexualität eine der Möglichkeiten ist, wie sich normalerweise menschliches Sexualleben ausformt. Nur unter bestimmten gesellschaftlichen Bedingungen wird Homosexualität zu einer Krankheit stilisiert.

Obschon das Auffälligste an der Homosexualität das nicht weiter teilbare und auch psychoanalytisch nicht weiter reduzierbare Sexuelle ist, können Gesetzmäßigkeiten in der psychischen Entwicklung beschrieben werden, die offensichtliche Unterschiede im sexuellen Verhalten der Homosexuellen, im Vergleich zu allen anderen, beleuchten. Es handelt sich dabei um bestimmte, typische Stationen innerhalb der psychischen Entwicklung, an denen gleichsam die Weichen gestellt werden. Diese Stationen sind keine Engpässe in der Entwicklung, wo unüberbrückbare Konflikte Fixierungen hinterlassen, die im späteren Leben regressive Prozesse einleiten und zur Neurose führen. Die Weichenstellungen, von denen hier die Rede ist, sind anderer Art. Sie bewirken, daß Störfaktoren und ungünstige Einflüsse, die auf einer Stufe der psychischen Entwicklung zu einer Schädigung führen könnten, auf einer der nächsten Stationen der Entwicklung ausgeschaltet oder doch soweit reduziert werden, daß keine Schädigung erfolgt. Im Gegensatz zu den erstgenannten krisenhaften Entwicklungen, die zu Regressionen führen, handelt es sich bei den Weichenstellungen um progressive Dispositionen, die Umorientierungen im Entwicklungsgeschehen bewirken.

Innerhalb der psychischen Entwicklung vom Kleinkind zum Erwachsenen lassen sich drei typische Stationen unterscheiden, an denen Umorientierungen geschehen können, die eine unneurotische Entwicklung zur Homosexualität ermöglichen.

1. Zu den Vorgängen in der frühen Kindheit

Wenn das Kleinkind beginnt, sich nicht mehr als Teil seiner Mutter, sondern als selbständiges, in sich abgegrenztes Wesen zu erfahren, bildet sich allmählich das innere Bild der eigenen Person, die *Selbstrepräsentanz* aus. Dabei entwickelt sich ein Bedürfnis nach *Identität* (die Errungenschaft zu wissen, wer man ist) und ein Bedürfnis nach *Autonomie* (die Gewißheit, selbständig entscheiden und handeln zu können). Je nach den Belastungen, denen das Kleinkind in der Ablösungsphase ausgesetzt ist, kann bei der Ausbildung der Selbstrepräsentanz entweder das Bedürfnis nach Identität oder das nach Autonomie *überbesetzt* werden und in den Vordergrund treten. Es sind Maßnahmen gegen eine Gefährdung der Weiterentwicklung, die psychische Spuren hinterlassen. Wenn zum Beispiel ein Kleinkind Leistungen erbringen soll, denen es noch nicht gewachsen ist, wird sein Bedürfnis nach Identität stärker sein als nach Autonomie, weil die Überforderungen von außen bereits zuviel Selbständigkeit verlangen. Wenn jedoch ein Kleinkind einem als überwältigend erlebten, alles kontrollierenden Einfluß ausgesetzt ist, der seine Ansätze zur Selbständigkeit lähmt, steht das Bedürfnis nach Autonomie im Vordergrund.

Bei der Abgrenzung des Bildes der eigenen Person spielt die Beziehung zum eigenen Körper eine wichtige Rolle. Zu den Selbstrepräsentanzen gehört immer auch eine Körperrepräsentanz. Bei der Identitätsbildung sind die wachsende Erfahrung der Körperbeherrschung, bei der Entwicklung der autonomen Funktionen die Entdeckung lustbetonter Körpergefühle an einem abgerundeten Bild des Selbst beteiligt. Ausnahmslos spielt dabei die Autoerotik eine wichtige Rolle. Wenn das Kleinkind onaniert, experimentiert es damit, sich selbständig und ohne äußere Hilfe, also meist unabhängig von der Mutter, Befriedigung zu verschaffen. Man kann auch sagen, daß die autoerotischen Befriedigungen des Kindes Triebhandlungen darstellen, die die späteren autonomen Funktionen des Ich vorausplanen.

Die erste Weichenstellung, die bei einer später entstehenden Homosexualität zu einer Umorientierung in der psychischen Entwicklung führt, erfolgt bei der Ausbildung der Selbstrepräsentanzen durch die Betonung des Bedürfnisses nach Autonomie. In der frühen Kindheit wird dieses Bedürfnis nach Autonomie durch eine Überbesetzung autoerotischer Aktivitäten befriedigt. Diese Weichenstellung hat zur Folge, daß fortan Insuffizienzerscheinungen im seelischen Gleichgewicht durch einen Autonomiezuwachs im Selbstgefühl ausgeglichen werden. Das kann nur solange durch eine Überbesetzung autoerotischer Aktivitäten erfolgen, wie ein diffuses affektives Wohlbefinden ausreicht, um die Regulation des seelischen Gleichgewichts zu steuern. Im weiteren Verlauf der Entwicklung werden höhere Stufen der Regulation erforderlich – Differenzierungen, die mit sexueller Befriedigung nichts mehr zu tun haben. Die autonomen Funktionen beziehen dann ihre Erweiterung und Stärkung nicht mehr aus der Autoerotik, sondern aus ganz anderen Quellen der Persönlichkeit. Ungeachtet dessen bleibt bei einer Entwicklung zur Homosexualität die Regulierung des Selbstwertgefühls, der Aufrechterhaltung differenzierter menschlicher Beziehungen, der Liebesfähigkeit, der zärtlichen und sinnlichen Gefühle, also aller Aktivitäten innerhalb des sozialen Lebens in erster Linie von den autonomen Funktionen der Persönlichkeit abhängig. Nur in der sexuellen Organisation der Homosexuellen bleibt, gleichsam als Erbe der ersten Weichenstellung, die enge Beziehung zwischen Autoerotik und Autonomiestreben dauerhaft erhalten. Die sexuellen Interessen richten sich auf die eigene Person und insofern auf andere, wie sie gleichen Geschlechts sind. Das Fremde wird wahrgenommen, aber wenig besetzt. Die Neugier richtet sich auf das, was man mit sich selbst oder mit anderen, die einem gleichen, erleben kann.

Der homosexuelle Mann und die homosexuelle Frau sind Persönlichkeiten, die ihre Sexualität in ein Selbstbild einordnen, in dem die innere und äußere Autonomie in erster Linie gewährleistet ist. Demgegenüber sind die Heterosexuellen Persönlichkeiten, die in ihrem Selbstbild dem Identitätsbewußtsein und dem Identitätsgefühl Priorität einräumen. Sie orientieren sich nach polaren Gegensatzpaaren, um genau zu spüren und zu wissen, wer sie sind. Auch Homosexuelle haben das Bedürfnis zu spüren und zu wissen, wer sie sind, doch erst in zweiter Linie. Ihr Identitätsbewußtsein kann unscharf begrenzt sein, ohne daß sie dadurch verunsichert werden. Auch Heterosexuelle besetzen ihre innere und äußere Autonomie, doch selten soweit, daß ihre Identität dadurch in Frage gestellt wird. Sie können sich gelassener in Abhängigkeit begeben, weil sie, in dieser Hinsicht, weniger konfliktanfällig sind als Homosexuelle.

2. Zu den Vorgängen in der Zeit des ödipalen Konflikts

Wenn die Triebentwicklung in der Kindheit soweit fortgeschritten ist, daß sich zielgerichtete Liebeswünsche nach außen richten, was mit drei bis fünf Jahren der Fall ist, wird jede außer der geliebten Person als störend empfunden. Das führt zum ödipalen Konflikt, dessen Schicksal das spätere Liebes- und Sexualleben durch die gemachten Erfahrungen mit dem Partner und dem übermächtigen Rivalen, mit der Angst und der notwendigen Umorientierung nachhaltig prägt. In der ödipalen Phase entwickelt das Kind seine erste Liebesbeziehung gewöhnlich an einer der beiden Elternfiguren. Es wendet sich der Person zu, die seine Erwartungen am stärksten beantwortet. Das ist in der Regel für den Knaben die Mutter, für das Mädchen der Vater. Auch wenn die Eltern homosexuell wären, würde sich an diesem Prozeß kaum etwas ändern, weil die Eltern eigentlich nie direkt sexuell, sondern immer zielgehemmt reagieren: Sie stellen sich einfühlend auf die seelischen Regungen ihres Kindes ein und versuchen seine erotisierten und aggressiven Ansprüche zu modulieren. Sie verhalten sich ihrem Kind gegenüber nicht anders als gewöhnlich, wenn sie versuchen, es möglichst schonend mit der gesellschaftlichen Realität zu konfrontieren. Die Sexualität der Eltern bleibt aufgrund der bestimmenden zielgehemmten Reaktion stumm. Sie tritt erst auf dem Höhepunkt des ödipalen Konflikts in den Mittelpunkt des kindlichen Interesses, wenn durch die Sexualneugier die Geschlechtsmerkmale und -unterschiede entdeckt und in einen spezifischen Zusammenhang mit den erotischen Gefühlen gebracht werden, die dem ödipalen Liebespartner gelten. Die Art und Weise, in der die Verknüpfung der desexualisierten, sozial wirksamen Geschlechtsrollen der Elternfiguren mit ihren biologischen Geschlechtsmerkmalen erfolgt, bestimmt die spätere Sexualorganisation der erwachsenen Frau und des erwachsenen Mannes. Dies ist die zweite Station der Entwicklung, an der eine Weichenstellung erfolgt, die den Unterschied zwischen Homosexualität und Heterosexualität verdeutlicht.

In der ödipalen Phase wird das Kind nicht simultan, sondern stufenweise zuerst mit den sozial wirksamen, desexualisierten Geschlechtsrollen der Eltern und erst später mit ihren und den eigenen biologischen Geschlechtsmerkmalen konfrontiert. Bei der Entwicklung zur Heterosexualität ist diese Betrachtungsweise deshalb unbedeutend, weil Geschlechtsrollen und biologische Geschlechtsmerkmale als etwas untrennbar Zusammengehöriges, als identisch erlebt werden. Eine solche Übereinstimmung fördert in allen Aspekten die Vorstellung eines polaren Gegensatzes zwischen Mann und Frau und stärkt die eigene sexuelle Identität, die in der Struktur der Selbstrepräsentanzen Heterosexueller an erster Stelle steht.

Bei der Entwicklung zur Homosexualität folgen die Liebeswünsche des Kindes den vorgebildeten Tendenzen, die Interessen auf die eigene Person oder auf andere zu richten, die ihr ähnlich sind. Der Knabe liebt die Mutter, das Mädchen den Vater ganz einfach so, wie sie sich selbst autoerotisch lieben lernten, und beide erleben ihre Partner als Partner, die ihnen gleichen. Das Fremde, das Andere, wird beim Knaben in der störenden Vaterfigur, beim Mädchen in der störenden Mutterfigur erlebt. Auf sie werden aggressive Beseitigungswünsche gerichtet, wobei die Angst, diesen mächtigen Figuren zu unterliegen, die Kastrationsangst des Kindes in der ödipalen Phase ist. Weil die Eltern auf die ödipalen Liebeswünsche ihres Kindes so reagieren, wie es ihrer sozial wirksamen Rolle entspricht, und ihre Sexualität stumm bleibt, wird das autoerotische Vorbild an den gegengeschlechtlichen Elternteil delegiert, während der gleichgeschlechtliche zum störenden Dritten wird. Daraus ergibt sich, daß mit der Entdekkung und der hohen Besetzung der Geschlechtsmerkmale die Partnerwahl der ödipalen Liebesbeziehung neu bewertet und revidiert wird. Wenn der Knabe den gefürchteten Vater, das Mädchen die gefürchtete Mutter als die erkennen, die ihnen in ihren Geschlechtsmerkmalen gleichen, kommen sie plötzlich als autoerotische Partner in Betracht. Entsprechend führt beim Knaben die Entdeckung der Geschlechtsmerkmale der Mutter, beim Mädchen die des Vaters dazu, daß das Interesse an ihnen nachläßt, weil sie jetzt das Andere, Fremde darstellen. Durch diese Umorientierung werden die Kastrationsängste entdramatisiert. Dabei geht es nicht darum, daß das gegengeschlechtliche Liebesobjekt durch das homosexuelle ersetzt wird. Der Schwerpunkt liegt vielmehr auf der Entdeckung, daß die Elternfiguren zwei sich widersprechende Rollen verkörpern. Sie haben ein doppeltes Gesicht. Solange nur das eine Gesicht, das der desexualisierten Geschlechtsrolle, erkannt wird, dramatisiert sich der ödipale Konflikt bis zur Ausbildung heftiger Kastrationsängste. Wenn dann aber durch die Entdeckung der Geschlechtsmerkmale das andere Gesicht der Eltern wahrgenommen wird, entdramatisiert sich der ödipale Konflikt, weil der Inzestwunsch seine Inhalte verliert. Damit geht der Ödipuskomplex beim Homosexuellen unter. An seine Stelle tritt ein spielerischer Umgang mit potentiellen Liebesobjekten, deren Januskopf etwas Befreiendes und Relativierendes hat. Homosexuelle identifizieren sich in erster Linie mit dieser Doppelgesichtigkeit der ödipalen elterlichen Figuren und entwickeln in ihrem zukünftigen Liebesleben selbst das typische Doppelgesicht, das sie in der ›Gesellschaft der polaren Gegensätze‹ diskriminiert.

Das Organisationsmuster der homosexuellen Geschlechtsrolle setzt sich aus den beiden Erlebnisweisen zusammen, die das Erbe des Ödipuskomplexes sind. Die eine Erlebnisweise drückt die ödipale Reaktion des Kindes aus, das zunächst nur das eine Gesicht der großen elterlichen Figur erkannt hat. Inzestwunsch, Rivalität und Kastrationsängste führen zum dramatisierten Konflikt, der das Kind in eine passiv-unterwürfige Haltung drängt. Die andere Erlebnisweise drückt die ödipale Reaktion des Kindes aus, nachdem es das zweite Gesicht der großen elterlichen Figuren erkannt hat. Die erotische Anziehung, die jetzt vom gleichgeschlechtlichen, zuvor noch als gefährlich erlebten Elternteil ausgeht, führt zu einer Stärkung des Selbstwertgefühls, das die eigene sexuelle Aktivität lustbetont steigert. Die beiden sich widersprechenden Erlebnisweisen, das heißt die Neigung, sich passiv abwartend und zur Unterwerfung verführbar zu zeigen, und die Neigung, sich aktiv suchend und erobernd einzustellen, sind Tendenzen, die normalerweise bei beiden Partnern bereitliegen und in der Beziehung immer wieder ausgewechselt werden.

In der homosexuellen Lebenspraxis ist es gewöhnlich so, daß der eine Partner in seiner Beziehung zum anderen schon auf der Suche, bei der Wahl und im einleitenden Gespräch, dann auch bei den ersten abwägenden Kontakten und der ganzen Inszenierung der sexuellen Beziehung die eine oder andere Erlebnisweise der beiden ödipalen Dispositionen reaktiviert. Er bringt sie in seiner Haltung, in seinen Gefühlen, in seinen Aktivitäten und Gedanken zum Ausdruck. Wie selbstverständlich stellt sich der Partner auf die entgegengesetzte der beiden disponiblen Erlebnisweisen ein und antwortet, auch wenn die Rollen plötzlich ausgetauscht werden, in jeder Hinsicht entsprechend. Auf diese Entsprechung richtet sich die Neugier und Entdeckerlust beider. Wenn sich die Partner gegenseitig bestätigt fühlen, entspricht das der Entdeckung der Merkmale, die jeder beim anderen anziehend findet: die Bereitschaft, die Rolle des Aktiven und Passiven abwechslungsweise auszutauschen, das vorherrschende Bedürfnis nach gewährleisteter Autonomie in der Beziehung und ein offener Zugang zur Überbesetzung autoerotischer Aktivitäten. Das alternierende Rollenverhalten läßt die Grenzen der eigenen Person verschwimmen und bewirkt, daß sich der eine im anderen erlebt. Dadurch wird die ursprüngliche autoerotische Position reaktiviert, die einst für die erste Weichenstellung verantwortlich war.

Erfolgte in der frühen Kindheit der Autonomiezuwachs im Selbstgefühl durch Onanie, das heißt durch eine undifferenzierte Art der Regulation, so wird in der erwachsenen sexuellen Objektbeziehung – durch die Reaktivierung der autoerotischen Strebungen – der Autonomiezuwachs in den Dienst einer differenzierten echten Liebesbeziehung gestellt.

3. Zu den Vorgängen in der Adoleszenz und im Erwachsenenalter

Wenn die Sexualität in der Adoleszenz einen mächtigen Auftrieb gewinnt und sich in einer homosexuellen Objektwahl äußert, steht diese Objektwahl in einem offensichtlichen Widerspruch zu den Normen und den moralischen Forderungen der Gesellschaft. Die bevorstehende Auseinandersetzung bezieht sich auf das »Coming out« der Homosexualität. Das »Coming out« stellt einen Bewußtseinsprozeß dar, in dem sich der Homosexuelle als solcher erkennt und zu erkennen gibt. Es zeigt sich dabei, ob die Homosexualität mit dem verinnerlichten Bild der eigenen Person und mit der gesellschaftlichen Wirklichkeit vereinbar oder eben nicht vereinbar ist. Die größten Belastungen, denen Homosexuelle ausgesetzt sind, gehen von der Gesellschaft aus, in der sie leben. Im allgemeinen wird ihnen die Geschlechtsrolle haltloser triebhafter Zwitter unterschoben. Homosexuelle sind aber keineswegs von Natur aus triebhafter und auch nicht haltloser als Heterosexuelle. Ihre Geschlechtsrolle ist definiert – wenn auch anders als bei Heterosexuellen. Diese für sich selbst zu definieren, auszubilden und aufrechtzuerhalten ist der Inhalt des Bewußtseinsprozesses erwachsener Homosexueller, der die dritte Weichenstellung in der Entwicklung zur Homosexualität darstellt. Gelingt dieser Schritt, setzt eine Umorientierung im Leben Homosexueller ein. Es geht dann nicht mehr in erster Linie darum, ob und wie sie sich zu erkennen geben und ob sie sich gesellschaftlich diskriminiert oder anerkannt fühlen. Für sie wird vielmehr das Bestreben immer wichtiger, ihr Liebesleben frei von den gesellschaftlich vorgezeichneten Verhaltensmustern zu gestalten, obschon sie in allen anderen Belangen des täglichen Lebens diesen Verhaltensmustern folgen. Um ein befriedigendes soziales Leben zu führen, müssen und wollen sie sich anpassen. Gesellschaftliche Zwänge, Prestige, Macht- und Besitzverhältnisse schreiben ihnen Bewertungen vor, die im Widerspruch zu ihrem Liebesleben stehen und es doch zugleich zu bestimmen drohen. Können sie dem nicht entgehen, wird das alternierende Rollenspiel im Sexualverhalten so beeinträchtigt, daß ihre Liebesfähigkeit schwer gestört wird. Die homosexuelle

Liebesfähigkeit ist eben dadurch charakterisiert, daß Vorstellungen über Männlichkeit und Weiblichkeit, über Aktivität und Passivität fließend ineinander übergehen und scharf gezeichnete Gegensätze mit ihr unvereinbar sind.

Zu den drei Vorgängen

Man kann nur dann von einer psychosexuellen Entwicklung zur Homosexualität sprechen, wenn die Weichenstellungen an den drei beschriebenen Stationen erfolgt sind und das für Homosexuelle Charakteristische strukturell in ihre Persönlichkeit integriert ist. Die Vorgänge, die bei der ersten Weichenstellung eingeleitet werden, sind unbewußt und werden mit der Ausbildung der Selbstrepräsentanzen in der frühen Kindheit integriert.

Die Umorientierung, die bei der zweiten Weichenstellung auf dem Höhepunkt der ödipalen Phase erfolgt, stützt sich auf die bewußte Wahrnehmung und Verarbeitung der subjektiv erlebten Diskrepanz zwischen Geschlechtsrollen und Geschlechtsmerkmalen. Diese Bewußtseinsprozesse verfallen mit dem Einsetzen der Latenzzeit der Verdrängung. In der Adoleszenz taucht das Verdrängte unter dem Druck der Sexualtriebe in der homosexuellen Objektwahl wieder auf. Erst jetzt wird die Homosexualität durch den dauernd wirksamen Bewußtseinsprozeß integriert, der die dritte Weichenstellung charakterisiert. Die Umorientierung ist das Resultat der bewußten Auseinandersetzung mit der Homosexualität und führt zu einer Trennung zwischen den Bedingungen, die das Liebesleben erfordert, und den Bedingungen, die die gesellschaftliche Anpassung erzwingt.

Homosexualität

Als ich vor über fünfzehn Jahren eine Abhandlung über psychoanalytische Technik bei der Behandlung homosexueller Patienten veröffentlichte, begann ich mit der Feststellung, die psychoanalytische Forschung sei mit dem Problem der Homosexualität nicht glücklich. Ich konnte mit meinem Beitrag daran nichts ändern, doch änderten die zahlreichen Autoren, die früher und seither Artikel und Bücher über Homosexualität geschrieben haben, auch nichts an diesem Umstand.

Mir scheint etwas Grundsätzliches an der Fragestellung und damit auch an allen Versuchen, die gestellten Fragen zu beantworten, mißglückt zu sein. Das zeigt sich bereits an der Abgrenzung dessen, was man eigentlich unter Homosexualität zu verstehen hat. Man übernimmt die volkstümliche Definition und schließt sich dem Volksmund an, der anschauliche, aber oberflächliche Erscheinungsformen beschreibt.

Der Denkfehler, der mir und vielen anderen unterlaufen ist, liegt darin, daß die These vom polaren Gegensatz zwischen Heterosexualität und Homosexualität nicht in Frage gestellt und als Tatsache unkritisch und unausgesprochen in die Theorie einbezogen wird. Vinnai (1977, S. 18) schreibt mit Recht: »Wer beim Konstatieren der offensichtlichen Differenzen im Sexualverhalten von Homosexuellen und Heterosexuellen verharrt, bleibt an der Oberfläche kleben, die durchstoßen werden muß, wenn die entscheidenden Strukturzusammenhänge sichtbar werden sollen. Daß Homosexualität und Heterosexualität einander ›abstrakt‹ gegenübergestellt werden, ist notwendig falsches Bewußtsein, das einer spezifischen gesellschaftlichen Verfaßtheit entspricht.«

Obschon die Psychoanalyse als Wissenschaft vom Unbewußten unterstreicht, daß ihre Aussagen nur relativ gültig sind, verführt sie auch immer wieder dazu, einzelne Aspekte ihres Gegenstandes (des menschlichen Seelenlebens) aus dem Zusammenhang herauszureißen und irreführend zu charakterisieren. Es scheint ganz offensichtlich ein großes Bedürfnis zu bestehen, Gesunde von Kranken zu unterscheiden, Leidenden durch Verwirklichung eigener Zielsetzungen zu helfen, also alles zu heilen, was als krank erscheint. Die Homosexualität ist zu einem Aspekt psychoanalytischer Betrachtungsweise reduziert worden, an dem das Bedürfnis befriedigt wird, das gesunde Heterosexuelle vom kranken Homosexuellen zu unterscheiden, den leidenden Homosexuellen zu helfen, ihre »sexuelle Abart« zu beseitigen, sie aus einem Infantilismus, gleichgültig welcher Art, zu reißen und damit zu heterosexuellen Persönlichkeiten zu machen. Eine solche idealistische Einstellung wird dann scheinbar auf den Boden der Realität gestellt: Homosexualität sei die Folge einer irreversiblen Störung der psychischen Entwicklung und habe deshalb eine ungünstige Prognose.

Der Denkfehler hierbei bezieht sich auf die ganze Art der Argumentation, die einem positivistischen Denken entspricht. Positivistisches Denken stützt in unserer Gesellschaft die Ideologie, die sich auf das Leistungsprinzip stützt. Psychoanalytisch denken heißt dialektisch denken und die wissenschaftlichen Theorien der Psychoanalyse dialektisch anwenden.

Homosexualität psychoanalytisch zu verstehen, bedeutet zunächst, darauf zu verzichten, allgemeingültige Resultate zu erzielen, die in den Dienst einer »wirksameren« Therapie, einer »Verbesserung« gesellschaftlicher Mißstände oder einer beglückenderen Toleranz für das »Andere« gestellt werden könnten. Um die Homosexualität im psychoanalytischen Denken an den richtigen Platz zu stellen, ist es notwendig, zunächst daran zu erinnern, daß die Psychoanalyse nie den Anspruch erhoben hat, den Menschen zu verändern. Die wichtigste Erfahrung, die man in der eigenen Analyse machen kann, ist die Erfahrung der Begrenztheit, der Beschränkung auf Weniges, das veränderbar ist. Nicht die Konflikthaftigkeit an sich, sondern nur der Umgang mit ihr kann eine Veränderung erfahren. Dadurch, daß Unbewußtes bewußt wird, kann sich die Flexibilität und Elastizität in der Bewertung der inneren und äußeren Forderungen entwickeln, die jeder an sich stellt und von denen er spürt, daß sie von außen an ihn gestellt werden. Ein solcher Prozeß kann Neuformulierungen ermöglichen, die Konfliktneigungen und Triebschicksale relativieren, Betrachtungsweisen erweitern, bisher Festgelegtes anders verstehen lassen. Homosexualität ist eine ebensolche sexuelle Verkehrsform wie Heterosexualität, Onanie oder Perversion. Wendet man die Psychoanalyse an, um diese verschiedenen sexuellen Verkehrsformen zu verstehen, wird man bestenfalls immer nur begreifen, was in einem Individuum vorgeht, welche psychischen Entwicklungsschicksale in seiner Vorgeschichte und jetzt mit den gesellschaftlichen Zwängen, denen es ausgesetzt war und ist, kollidieren und wie sich der für den einzelnen hochspezifische Kompromiß in seinem Erlebnisbereich auswirkt.

In der psychoanalytischen Theorie sind Verallgemeinerungen zulässig und wertvoll, sofern sie sich auf psychische Vorgänge, Entwicklungsschicksale oder Erlebnisweisen beziehen, die man in einem einzelnen Behandlungsfall findet und auf viele oder die meisten anderen Behandlungsfälle anwenden kann. Betrachtet man aber die Spezifizität eines sexuellen Verhaltens losgelöst von anderen Persönlichkeitsstrukturen, ist eine Verallgemeinerung nicht zulässig. Sie wäre irreführend. Mit der bloßen Feststellung, ein Mensch sei homosexuell, kann man keineswegs auf eine allgemeingültige Konfliktsituation schließen, die infolge einer Verdrängung oder einer Regression zu einem psychopathologischen Syndrom geführt hätte. Die Psychoanalyse hat die infantile Sexualität als Ausdruck der polymorph-perversen Sexualanlage des Menschen entdeckt. Sie kann sich aber nicht auf diese Entdeckung allein berufen, um erwachsenes Sexualverhalten zu erklären, weil kein linearer Zusammenhang zwischen infantil-sexuellen Triebregungen und sexuellen Ausdrucks- und Erlebnisformen Erwachsener besteht. Die Frage, auf welchem Weg eine nichtheterosexuelle Entwicklung in eine heterosexuelle übergeführt werden könnte, ist im Grunde eine dumme Frage, die auf die Verwirklichung einer »heilen Welt« im kleinen, beim einzelnen zielt und einen Ersatz dafür darstellen soll, daß die »heile Welt« im großen ohnehin nicht gelingt. Viel interessanter ist die Frage nach dem möglichen Prozeß, der, infolge einer gewonnenen Flexibilität, Neuformulierungen schafft, die bisher Festgelegtes anders verstehen lassen.

Die Entwicklung der Sexualität steht in einer engen Beziehung zur psychischen Entwicklung und zu den gesellschaftlichen Verhältnissen, in denen das Kind aufwächst. Die infantil-sexuellen Triebregungen sind nicht einfach Widerspiegelungen diffuser Gefühle von Befriedigung auf bestimmten psychischen Entwicklungsstufen des Kindes. Sie stehen vielmehr im Dienste der Entwicklung des Selbstwertgefühls und der Selbstachtung. Auf niederen Stufen der Regulation des Selbstwertgefühls besteht eine diffuse affektive Vorherrschaft über die kognitiven Anteile. Auf höheren Stufen der Regulation entwickelt sich eine kognitive Differenzierung, die mit abgeschwächten affektiven Implikationen einhergeht und zu desexualisierten Errungenschaften des Ich führt. (Kernberg 1977, S. 45)

Diese Entwicklung geht weiter, bis in der Latenz die infantil-sexuelle Triebsphäre weitgehend zurücktritt. Erst in der Pubertät treten dann die sexuellen Triebansprüche in zunächst völlig neuer Erlebnisqualität in Erscheinung. Daß Anteile der infantil-sexuellen Erlebnisweise dabei reaktiviert werden, heißt noch lange nicht, daß erwachsene Sexualität dasselbe ist oder in regressiver Form dasselbe sein kann wie das Infantil-Sexuelle. Damit kann man von vornherein ausschließen, daß Homosexualität etwa auf eine infantile, unreife Form sexueller Erlebnisweise reduziert und damit erklärt werden könne. Gewiß gibt es Ausformungen homosexueller Erlebnisweisen, die infolge der neurotischen Entwicklungen so zu verstehen sind, doch liegt darin nichts Spezifisches für Homosexualität. Man findet ganz analoge Verhältnisse bei Heterosexuellen, die infolge einer neurotischen Entwicklung eine infantile, unreife Form sexueller Erlebnisweise zeigen. In diesen Fällen würde man auch nicht den Infantilismus im psychischen Bereich mit der spezifischen heterosexuellen Objektwahl zu erklären suchen, sondern auf die neurotischen Fixierungen und Verdrängungen und deren Ursachen eingehen.

Sexualität, in welcher Form sie sich auch immer zeigt, kann niemals eine Neurose, eine Psychose, eine Morbidität sein. Das Psychopathologische kann stets nur Ausdruck einer disharmonischen Entwicklung im gesamten psychischen Haushalt sein. Eine Ungleichmäßigkeit zwischen Trieb- und Ichentwicklung ist unter den gesellschaftlichen Verhältnissen, in denen die meisten Menschen leben, praktisch überhaupt nicht zu vermeiden. Wenn aber ein Mißverhältnis zwischen den Entwicklungslinien (Anna Freud 1968, S. 66 ff. und 119) besteht, sind Auswirkungen zu erwarten, die alle Menschen mehr oder weniger neurotisch werden lassen und sie in ihrem Sexualleben beeinflussen, ob sie sich nun heterosexuell, homosexuell, pervers oder vorwiegend heterosexuell, vorwiegend homosexuell, vorwiegend pervers oder kaum merklich heterosexuell, kaum merklich homosexuell oder kaum merklich pervers verhalten.

Homosexualität psychoanalytisch verstehen, heißt nicht, das Thema Homosexualität in Angriff nehmen, um theoretische und praktische Richtlinien zu entwerfen, die es ermöglichen, Homosexualität zu »behandeln«, denn das würde nichts anderes bedeuten, als sie zu manipulieren.

Die Schwierigkeit mit der Homosexualität liegt darin, daß das einzig Spezifische an ihr sexuell zu sein scheint. Das Sexuelle ist nicht weiter teilbar. Es ist eine Erscheinung des Lebenden. Mit der Heterosexualität ist es nicht anders, nur fällt dort die Schwierigkeit weg, weil man gar nicht auf den Gedanken käme, von Heterosexualität zu sprechen, gäbe es nicht die Homosexuellen. Ob man Heterosexuelle oder Homosexuelle psychoanalytisch betrachtet, das Psychopathologische, das zu Symptomen führt und das Individuum psychisch krank macht, ist nicht das Sexuelle, sondern allenfalls das, was das Sexuelle behindert, stört oder verunmöglicht. Die Annahme, daß eine gleichgeschlechtliche Partnerwahl bereits ein Symptom darstelle, daß die Homosexualität an sich ein Individuum psychisch krank mache, ist eine Unterstellung. Die Erfahrung der Menschen aller Kulturen zeigt, daß Homosexualität eine immer und überall vorkommende, ernst zu nehmende Ausformung des menschlichen Sexuallebens sein kann. Nur unter bestimmten gesellschaftlichen Bedingungen wird Homosexualität zu einer Krankheit hochstilisiert. Für die Perversion gilt dasselbe. Die Annahme, daß beispielsweise Fetischismus oder Transvestitismus als solche zur Psychopathologie des menschlichen Seelenlebens gehören, wird durch zahlreiche Bräuche und Institutionen in Gesellschaften uns fremder Kulturen widerlegt (vgl. S. 34 ff. im vorliegenden Band).

Obschon das Auffälligste an der Homosexualität das nicht weiter teilbare und auch psychoanalytisch nicht weiter reduzierbare Sexuelle ist, können Gesetzmäßigkeiten in der psychischen Entwicklung der Menschen beschrieben werden, die die offensichtlichen Unterschiede im sexuellen Verhalten der Homosexuellen, im Vergleich zu allen anderen, beleuchten. Es handelt sich dabei um bestimmte, typische Stationen innerhalb der psychischen Entwicklung, an denen gleichsam die Weichen gestellt werden. Diese Weichenstellungen sind nicht identisch mit den typischen epigenetischen Krisen, die im Verlaufe der Libidoentwicklung auftreten. Es handelt sich also nicht um Stationen im Entwicklungsverlauf, wo besondere Gefahren im Sinne unüberbrückbarer Konflikte lauern, wie beispielsweise beim Übergang der analen in die narzißtisch-phallische Phase oder beim Untergang des Ödipuskomplexes. An solchen krisenhaften Stellen bilden sich gewöhnlich Fixierungen aus, die später regressive Prozesse nach sich ziehen können. Die Weichenstellungen, von denen hier die Rede ist, sind anderer Art und ergeben sich aus einer psychoanalytischen Erfahrung: Traumatische Einflüsse, die eine psychopathologische Schädigung bewirken können, veranlassen die weitere psychische Entwicklung auf einer der nächsten Stationen zu einer Weichenstellung, die die schädigende Wirkung ausschaltet oder doch so gering wie möglich gestaltet. In diesem Sinne ist Heinz Hartmann (1954, S. 34) zu verstehen, wenn er schreibt: »Was in einer Querschnittsbetrachtung der Entwicklung als ›pathologisch‹ erscheint, kann vom Gesichtspunkt einer longitudinalen Dimension der Entwicklung die bestmögliche Lösung eines gegebenen Kindheitskonflikts darstellen.«

Im Gegensatz zu den krisenhaften Entwicklungen, die zu Regressionen führen, handelt es sich bei den Weichenstellungen, die ich hier hervorhebe, um progressive Dispositionen. Dabei treten Umorientierungen im Entwicklungsgeschehen auf. Fixierungen werden durch die Ausbildung kompensatorischer Strukturen vermieden.

Wenn ich im folgenden die typischen Stationen näher untersuche, muß man im Auge behalten, daß es in erster Linie darum geht, die ungestörte, normale Entwicklung zur Homosexualität zu verfolgen. Erst danach, oder zumindest unter Berücksichtigung dieser Gesichtspunkte, ist es sinnvoll, die möglichen neurotischen, das heißt innerpsychischen Störungen und die psychopathologischen Vorgänge, die sich bei Homosexuellen entwickeln können, abzugrenzen. Man darf nicht vergessen, daß die Homosexuellen in ihrer Mehrzahl durch die möglichen neurotischen Störungen, die sie im Verlauf ihrer Entwicklung ausgebildet haben, nicht so behindert sind, daß sie jemals in ihrem Leben einen psychologischen Berater oder einen ärztlichen Psychotherapeuten aufsuchen. Das gilt keineswegs nur für die Homosexuellen, sondern auch für alle anderen, wobei diese anderen nicht nur Heterosexuelle sind. Ich möchte an dieser Stelle nochmals betonen, daß es irreführend ist, wenn man polare Gegensätze, die sich ausschließlich auf sexuelle Erscheinungsformen beziehen, in den Mittelpunkt stellt, um Psychisches zu verstehen. Neurotische Störungen, die sich möglicherweise ausbilden, sind nicht deshalb mehr oder weniger schwerwiegende psychopathologische Erscheinungen, weil sie bei einem Menschen mit dieser oder jener sexuellen Praxis in Erscheinung treten.

Innerhalb der psychischen Entwicklung vom Kleinkind zum Erwachsenen lassen sich, gleichsam makroskopisch, drei typische Stationen abgrenzen, die eine Entwicklung zur Homosexualität ermöglichen.

Die erste Station liegt innerhalb der narzißtischen Entwicklung und bezieht sich auf Vorgänge, die mit der Abgrenzung der Selbst- und Objektrepräsentanzen und mit der Entstehung des Bildes des Selbst, das heißt der eigenen Person, zu tun haben.

Die zweite Station ist Bestandteil der ödipalen Entwicklung und bezieht sich auf die Auseinandersetzungen mit den großen Figuren der Kindheit, wobei die Bewältigung der Inzestwünsche, der Kastrationsangst, der Rivalitätsprobleme und der Anpassungszwänge, die die gesellschaftlichen Verhältnisse bedingen, im Vordergrund steht.

Die dritte Station liegt in der Pubertät und reicht über die Adoleszenz hinaus bis ins Erwachsenenalter. Sie bezieht sich auf Vorgänge, die das »Coming out« der Homosexualität betreffen. Es handelt sich dabei um die mögliche, oder eben nicht mögliche, direkte Konfrontation der Homosexualität einerseits mit dem verinnerlichten Bild der eigenen Person und andererseits mit der gesellschaftlichen Wirklichkeit, in der der Homosexuelle lebt.

Im Prinzip ist bei der Beschreibung der Entwicklung zur Homosexualität der dreiteilige Ansatz für Männer und Frauen gleich aufschlußreich. Es ergibt sich der Eindruck, daß Unterschiede um so stärker hervortreten, als man spätere Phasen ins Auge faßt. Insbesondere die Diskriminierung der Homosexualität hat andere Auswirkungen, da sie zum Teil mit der allgemeinen Diskriminierung der Frau zusammenfällt. Ich habe die Überlegungen, die ich hier beschreibe, vorwiegend durch das Studium männlicher Homosexueller gewonnen und dabei festgestellt, daß die vereinfachende Formel, bei der Frau sei alles gleich wie beim Mann, wenn man die Verhältnisse umkehre, einer Unterstellung nahekommt. Die psychoanalytischen Erfahrungen mit lesbischen Frauen weisen darauf hin, daß die Homosexualität der Frau eine gesonderte Betrachtung erfordert.

Betrachtungen zu Vorgängen in der narzißtischen Entwicklung

Unter dem Begriff der narzißtischen Entwicklung werden Prozesse zusammengefaßt, die sich in der frühen Kindheit auszubilden beginnen und die sich während des ganzen Lebens weiter ausdifferenzieren. Es entwickelt sich dabei das Bild, das ein jeder von sich hat. Man spricht von der Abgrenzung des Selbst. Dieses Bild sollte schön und rund sein, damit das Selbstwertgefühl so stark und widerstandsfähig ist, daß die Realität des Lebens und die Realität der Gesellschaft, in der man lebt, bewältigt werden können. Wenn das Leben beginnt, sind Mutter und Kind eine Einheit, jeder ein Teil des anderen. Doch kommt es bald unausweichlich zu einer Störung dieses dualunionistischen Selbstverständnisses. Dann ist die Welt des Kindes nicht mehr vollkommen. Es fehlt etwas. Eine Lücke, ein Riß, etwas Klaffendes, das Angst macht, führt zu einer Gier, das Störende, Fehlende zu beheben. Allmachtsphantasien und Größenwahn versuchen durch phantastisch verzerrte Vorstellungen von der eigenen Person, die

Vollkommenheit der Kinderwelt, unter Ausschluß der Realität, im Erleben wieder herzustellen. Diese Vorgänge, die man dem Kleinkind in bestimmten Phasen seiner Entwicklung und während ganz bestimmter Erlebnisse zuschreiben muß, werden mit dem Begriff des grandiosen Selbst zusammengefaßt. Unter dem Druck der Realitätserfahrung und unter dem Einfluß einer empathisch adäquat reagierenden Beziehungsperson, die in den meisten Fällen die Mutter ist, formt sich das grandiose Selbst um. Diese Umformung entspricht einem energetischen Potential, das sich später in allen Ambitionen zeigt, Ziele irgendwelcher Art zu erreichen. (Kohut 1971) Man kann auch sagen, daß die Umformung des grandiosen Selbst zu einer Bewegung führt, die in den Dienst des Strebens nach Erfüllung von Ich-Idealen gestellt wird.

Parallel zu diesen Vorgängen in der narzißtischen Entwicklung spielen Vorgänge anderer Art eine ebenso bedeutende Rolle. Sie beziehen sich auf die Ausbildung der Ich-Ideale. In der Dualunion mit der Mutter ist das Kind nur befriedigt, gleichsam in die Befriedigung verliebt. Später verliebt es sich in die Person, die die Befriedigung bringt. Das Kind idealisiert die großen Figuren seiner Umgebung. Dann wird es sich der Realität bewußter und verinnerlicht die zunächst nach außen gerichtete Bewunderung. Jetzt entdeckt es Dinge in sich selbst, die es bewundert. So entstehen Ich-Ideale, die, zusammen mit der Ambition, diese Ideale zu verwirklichen, das Bild der eigenen Person bestimmen. Weil die Abgrenzung und Ausdifferenzierung des Selbst von diesen zwei verschiedenen Prozessen in der narzißtischen Entwicklung abhängig sind, spricht Kohut (1977) von der bipolaren Struktur des Selbst. In der Regel entsteht das runde, in sich geschlossene schöne Bild der eigenen Person nicht. Die meisten Menschen erleiden in diesem Prozeß einen Schiffbruch, weil an einem der Pole der Struktur des Selbst die Umformung und Verinnerlichung nicht glückte. Alle Menschen streben in dem, was sie tun, was sie denken, phantasieren und schöpferisch gestalten, danach, die Lücke auszufüllen, das Selbstverständnis abzurunden, die Schönheit des Bildes ihrer selbst herzustellen, kurz das auszugleichen, was einst in ihrer Kindheit mißglückte. Die Tendenz bleibt in jedem Falle unbewußt, ziellos. Es gibt viele Wege, die zu dem führen, was immer nur Annäherung bedeutet.

Die unvermeidliche Unzulänglichkeit, die die frühe Mutter-Kind-Beziehung widerspiegelt, stellt unter den günstigsten Umständen eine phasenspezifische, adäquate Frustration dar. Nur wenn diese Frustrationen dem Erleben des Kleinkindes phasenspezifisch adäquat sind, können sich die eben beschriebenen umformenden und verinnerlichenden Prozesse in den beiden Polen der Strukturen des Selbst ausbilden. Inadäquate, das heißt überschießende oder künstlich manipulierte, der Erlebnisrealität entfremdete Einwirkungen verhindern die umformenden Prozesse und hemmen oder stören die narzißtische Entwicklung in einer Weise, die später zu schweren Defekten und psychopathologischen Entwicklungen führen kann. Verläuft indessen die narzißtische Entwicklung einigermaßen ungestört, bilden sich Selbst- und Objektrepräsentanzen aus, die schließlich zu Vorstellungen über das eigene Selbst und über die wichtigen Personen der gesellschaftlichen Umgebung führen. Während die affektiven Anteile dieser Vorstellungen die Impulse aus der Triebsphäre kontrollieren, ermöglichen deren kognitive Anteile die Orientierung im Verhältnis zu den anderen Menschen im gesellschaftlichen Milieu.

An diesem Prozeß scheitern die meisten Menschen, weil sich die günstigsten Verhältnisse praktisch nie einstellen. Da die Bewältigung dieses Prozesses von vitaler Bedeutung ist und, etwas dramatisiert ausgedrückt, eine psychische Überlebenschance darstellt, setzen an dieser Stelle gewöhnlich die ersten Disharmonien in den Entwicklungslinien der Trieb- und Ich-Entwicklung ein. (Anna Freud 1968)

Ich beschränke mich darauf, aus dem großen Spektrum der Möglichkeiten, wie eine solche Disharmonie entstehen kann, eine herauszugreifen, die für die erwähnte Weichenstellung zur Homosexualität verantwortlich ist. Diese Weichenstellung ist auch für die Vorgänge, die sich später in der ödipalen Phase entwickeln, bestimmend.

Es handelt sich dabei um eine relative Verlangsamung im Bereich der Ich-Entwicklung, die zu einem Verharren im magischen Denken führt, während eine relative Beschleunigung im Bereich der Triebentwicklung eine Abschwächung der

Kontrollfunktionen über sexuelle und aggressive Strebungen bewirkt. Wie ich bereits erwähnt habe, läßt sich aus einer solchen Verschiebung in den Entwicklungslinien allein noch keineswegs etwas Psychopathologisches ableiten. Ganz im Gegenteil wird damit zunächst ein wichtiger Prozeß gewährleistet, der infolge einer Trennungsproblematik innerhalb der Mutter-Kind-Dyade (Mahler 1969) gefährdet war. Die schrittweise Abgrenzung und Trennung von der Mutter hat nicht nur Auswirkungen auf die Entwicklung des Selbst, sondern ist ein Geschehen, welches für die Ich-Entwicklung und innerhalb dieser für die Ausbildung einer funktionstüchtigen Abwehrorganisation von Bedeutung ist. Auch bilden sich in dieser Phase individuell spezifische Triebschicksale aus. Innerhalb dieser Abgrenzungsvorgänge kann aber eine Entwicklungslinie verfolgt werden, die die autoerotischen Aktivitäten betrifft.

Autoerotische Befriedigungen spielen bei allen Menschen während des ganzen Lebens eine große Rolle, in welcher Form sie sich auch immer äußern. Sie können Störungen in der narzißtischen Homöostase ausgleichen. Die frühkindliche Onanie hat innerhalb der narzißtischen Entwicklung die wichtige Funktion, die Abgrenzung aus der symbiotischen Dyade mit der Mutter – allerdings unter der Vorherrschaft eines diffusen affektiven Wohlbefindens – gleichsam experimentell zu trainieren. Indem das Kleinkind onaniert, experimentiert es, sich unabhängig von anderen, also meist unabhängig von der Mutter, selbständig und ohne äußere Hilfe Befriedigung zu verschaffen. Es handelt sich um Triebhandlungen des Kindes, die die späteren, autonomen Funktionen des Ich vorausplanen. (Spitz 1962)

Die Weichenstellung, die ich hier beschreibe und die bei einer Entwicklung zur Homosexualität die Voraussetzung für alles Spätere darstellt, ist durch eine Überbesetzung autoerotischer Aktivitäten charakterisiert. Diese Überbesetzung kann die Intoleranz gegenüber Frustrationen, die sich aus einer Trennungsproblematik ergibt, unter bestimmten Bedingungen mäßigen und überbrücken. Diese Weichenstellung hat zur Folge, daß fortan ganz allgemein Insuffizienzerscheinungen, die sich aus einer relativ gestörten narzißtischen Entwicklung ergeben, durch eine Überbesetzung autoerotischer Aktivitäten ausgeglichen werden können. Dabei unterliegt die Triebbefriedigung selbst einem Funktionswandel, weil die autoerotische Aktivität eingesetzt wird, um die Regulation des Selbstwertgefühls zu steuern. Solange ein diffuses affektives Wohlbefinden ausreicht, um diese Regulation zu steuern, sind Befriedigung und Regulation identisch. Das ist nur auf niederen Entwicklungsstufen möglich. Im weiteren Verlauf der psychischen Entwicklung, also nach der oben beschriebenen Weichenstellung, werden höhere Stufen der Regulation erforderlich, bei welchen kognitive Differenzierungen vorherrschen und affektive Anteile der Triebregungen in desexualisierte Errungenschaften des Ich umgeformt werden. Der Funktionswandel, dem die autoerotischen Aktivitäten unterliegen, besagt, daß die einmal entdeckten und dann kreativ ausdifferenzierten Besetzungsmodalitäten nun nicht mehr primär einer Triebbefriedigung dienen, sondern für die Aufrechterhaltung der desexualisierten Objektbeziehungen, der zielgehemmten, zärtlichen Gefühle, der Idealbildungen und Ambitionen innerhalb des sozialen Rahmens, in dem sich das Leben abspielt, eingesetzt werden. Das Selbstwertgefühl der Homosexuellen, ihr Identitätsgefühl und auch die Rolle, die sie als Mann oder als Frau in der Gesellschaft spielen, also ihre Geschlechtsrolle, hängen in besonderer Weise von der Aufrechterhaltung all jener Ich-Funktionen und Triebbefriedigungen ab, die sich unter Zuhilfenahme des Funktionswandels der Autoerotik in der Gesamtentwicklung ihrer Persönlichkeit ausgebildet haben. Autoerotik ist nicht als Phänomen oder als Tendenz für Homosexualität charakteristisch. Sie wird bei Homosexuellen für bestimmte Erlebnis- und Verhaltensweisen erst dadurch wichtig, daß ihre Bedeutung später, zunächst in der ödipalen Phase und dann bei der Auseinandersetzung mit der Gesellschaft, überhöht wird.

Durch den Funktionswandel wird Autoerotik in erster Linie dazu bestimmt, die Homöostase im narzißtischen Bereich aufrechtzuerhalten. Auf höheren Stufen der Regulation bilden sich intrasystemische Strukturen aus, die diese Funktion übernehmen. Betrachtet man diese Strukturen unabhängig davon, aus welchen Quellen die Funktion stammt, die sie bestimmen, läßt sich folgendes sagen:

Stehen in diesen Strukturen unbelebte, ungeformte und

undifferenzierte Objekte im Mittelpunkt, entsteht die Perversion.

Steht das belebte, Gestalt annehmende, hochdifferenzierte Objekt im Mittelpunkt, entwickelt sich die reife Liebesbeziehung des Menschen.

Ist dieses belebte, Gestalt annehmende, hochdifferenzierte Objekt die Repräsentanz der eigenen Person, weil sich die entsprechenden Strukturen aus dem Funktionswandel der Autoerotik gebildet haben, entwickelt sich die homosexuelle Liebesbeziehung.

Ist dieses belebte, Gestalt annehmende, hochdifferenzierte Objekt die Repräsentanz einer anderen Person, die sich durch Geschlechtsmerkmale von der eigenen Person unterscheidet, entwickelt sich die heterosexuelle Beziehung.

Perversion und Heterosexualität stehen hier nicht zur Diskussion. Deshalb gehe ich nicht darauf ein, aus welchen Quellen die intrasystemischen Strukturen stammen, die die regulatorischen Funktionen übernehmen, wenn eine narzißtische Disharmonie in Erscheinung zu treten droht. In allen Fällen wird aber die Regulation darin bestehen, den inneren Widerspruch zwischen Illusion und Wirklichkeit zu überbrücken, der die Realitätsanpassung und die Haltbarkeit der Ich-Strukturen dauernd in Frage stellt. Es handelt sich also darum, die Realitätserfahrungen des täglichen Lebens den unbewußten Vorstellungen der primärprozeßhaften Interpretation dieser Realität anzupassen.

Wie – so lautet die Frage – können die aus dem Funktionswandel der Autoerotik entwickelten regulativen, intrasystemischen Strukturen diesen Widerspruch aufheben? Wie können auf diesem Weg Illusion und Wirklichkeit in Übereinstimmung gebracht werden?

Es lassen sich zwei Tendenzen beschreiben, die gleichzeitig auch die Gefahren einer möglichen neurotischen Entwicklung anzeigen.

1. Die autoerotische Erfahrung, sich selbständig und unabhängig eine Befriedigung zu verschaffen, wird quantitativ überhöht. In der Selbstwahrnehmung entsteht ein Gefühl besonderer innerer und äußerer Autonomie. Dieser Zufluß zum Selbstwertgefühl hat bei der Ausdifferenzierung der Ich-

Funktionen in den verschiedenen Phasen der Libidoentwicklung eine stabilisierende Wirkung einerseits auf Errungenschaften in der Beherrschung der Körperfunktionen (besonders in der analen Phase) und andererseits im kognitiven Bereich. Gelegentlich kann es zu einer körperlichen und geistigen Frühreife kommen. Das Gefühl besonderer innerer und äußerer Autonomie wird immer dann durch triebhafte Handlungen aufrechterhalten, wenn es durch Realitätserfahrungen in Frage gestellt wird. Dabei wird die Neigung zum magischen Denken dadurch wirksam, daß in der Selbstwahrnehmung die erhöhte Triebhaftigkeit als Autonomiezuwachs interpretiert wird. Zunächst heißt das nicht mehr und nicht weniger, als daß es den Menschen, die eine geglückte Entwicklung zur Homosexualität zeigen, wie allen anderen auch gelingt, in der Sexualität eine Selbstbestätigung zu erfahren. Unter den herrschenden gesellschaftlichen Verhältnissen wird diese Selbstbestätigung nur heterosexuellen Beziehungen und insbesondere der institutionalisierten Ehe mit der damit entstehenden Kleinfamilie zugesprochen. Das hängt mit den Über-Ich-Inhalten zusammen, die zum Erbe des Ödipuskomplexes gehören. Im Über-Ich liegen die moralischen Ansätze bereit, die die zahlreichen Möglichkeiten der Bestätigung eines beglückenden Selbstgefühls durch Gewissenskonflikte auf das beschränken, was mit der herrschenden Gesellschaftsmoral im Einklang steht.

Weil sich die Selbstwahrnehmung der eigenen Autonomie in besonderer Weise auf eine Überbesetzung der Autoerotik stützt, werden beim Homosexuellen Interessen gefördert, die sich auf die eigene Person und insofern auf andere richten, als diese gleichen Geschlechts sind. Allen ist gemeinsam, daß sie die eigene Autonomie überschätzen. Das Fremde wird wahrgenommen, aber wenig besetzt. Die Neugier richtet sich auf das, was man mit sich selbst oder mit anderen, die einem gleichen, erleben kann. Die Gefahren, die mit diesen Tendenzen verknüpft sind, weisen auf psychopathologische Entwicklungen, die mit einer Neigung zusammenhängen, Beziehungen zu anderen im Sinne von Überlegenheit versus Unterlegenheit, Stärke versus Schwäche, Allmacht versus Ohnmacht zu interpretieren, überall nach Machtzuwachs zu suchen, um das Selbstgefühl zu stärken, und ganz allgemein einem undifferenzierten Klischee-Denken zu verfallen, besonders, wenn Unterschiede zwischen Mann und Frau in Betracht gezogen werden. Das Auftreten solcher Störungen weist darauf hin, daß eine syntone Entwicklung zur Homosexualität mißlungen ist.

2. Der Homosexuelle besetzt seinen Partner probeweise mit Libido, wie in der autoerotischen Aktivität die Onaniephantasie probeweise mit Libido besetzt wird. Dadurch, daß die Phantasie durch einen Partner ersetzt wird, der real ist, entsteht eine sexuelle Beziehung, die nicht mehr mit der Onanie gleichgesetzt werden kann. Es kann sich durchaus eine Liebesbeziehung entwickeln, was bei Onanie nicht möglich ist. In diesem Zusammenhang muß darauf hingewiesen werden, daß mutuelle Onanie weder mit Homosexualität noch mit Heterosexualität gleichgesetzt werden kann. Gemeinsam onanieren, welchen Geschlechts die Partner auch sind, ist eine sexuelle Aktivität, die, entweder in der Adoleszenz oder auch später, experimentellen, vorbereitenden Charakter für eine sexuelle Beziehung hat oder aus neurotischen Gründen in dieser Form stehen bleibt.

Was an der homosexuellen Beziehung hervorzuheben ist, ist nicht so sehr der Umstand, daß die Libidobesetzung probeweise erfolgt, weil das bei allen Liebesbeziehungen eine Rolle spielt, als vielmehr die große Bedeutung, die der probeweisen Libidobesetzung des Partners zukommt. Diese Libidobesetzung wird identifikatorisch vom Partner entlehnt oder fusionell benützt, um die Selbstrepräsentanzen aufzuladen. (Greenacre 1955) Dieser Besetzungsmodus wird nun durch die Sexualität quantitativ und qualitativ dramatisiert. Quantitativ dadurch, daß die Besetzungsmodalität zwischen Selbst und Objekt zu oszillieren beginnt und mit der sexuellen Erregung gesteigert wird. Im Moment des Orgasmus entsteht ein qualitativer Umschlag, da nun, ganz im Gegensatz zur Onanie, bei welcher sich die Leitphantasie im Moment des Orgasmus verflüchtigt, die Vereinigung mit dem realen, lebenden Partner nicht mehr als eine illusionäre, sondern als reale, großartige Bestätigung der Kohärenz des eigenen Selbst, als größtmögliche Lust erlebt wird. Selbst und Objekt fusionieren in ein und dasselbe, was bei diesem Vorgang nur möglich ist, wenn beide Partner gleichen Geschlechts sind.

Der Orgasmus in einer heterosexuellen Beziehung führt auch zu einer Fusion zwischen Selbst und Objekt, doch ist der Vorgang ein anderer. Die größtmögliche Lust geht auf die großartige Bestätigung zurück, sich mit dem Fremden, Anderen vereinigen zu können, das man immer zur Ergänzung des eigenen Selbst sucht. Würde die Libidobesetzung des Fremden, Anderen identifikatorisch entlehnt, um die Selbstrepräsentanzen aufzuladen, würde das Leitobjekt die Besetzung im gleichen Moment verlieren, in welchem das Selbst damit besetzt werden sollte. Eine innere Leere wäre die Folge, und der Widerspruch zwischen Phantasie und Realität bewirkte eine Verwirrung, die die ganze Liebesbeziehung zerstören würde.

Unter den Homosexuellen, die ärztlichen oder psychologischen Rat suchen, weil sie an ihrer Homosexualität verzweifeln, trifft man sehr häufig Menschen, die in ihrem Liebesleben unter einer neurotischen, fehlgehenden Objektwahl leiden. Sie unterscheiden sich von den Heterosexuellen, die Objektwahlprobleme zeigen, gewöhnlich nur darin, daß sie ihre Konflikte mit der Homosexualität zu erklären suchen und sich mit der gegen sie gerichteten gesellschaftlichen Feindseligkeit identifizieren. In der Beratung ist es oft notwendig, den Homosexuellen zunächst auf diese Verhältnisse hinzuweisen, damit es möglich wird, die verfehlte Objektwahl tiefenpsychologisch anzugehen. Eine neurotische homosexuelle Objektwahl liegt dann vor, wenn im Partner befremdende Züge, im Vergleich zum Bild der eigenen Person, anziehend erscheinen. Unter solchen Voraussetzungen kann die Libidobesetzung vom Partner nicht identifikatorisch entlehnt oder fusionell benützt werden, um die narzißtische Homöostase zu festigen. Der Umstand, daß der Partner gleichen Geschlechts ist, genügt dann nicht mehr, um das Befremden in den Gefühlen zu beheben. Eine sexuelle Beziehung kann unter solchen Umständen auch keine Bestätigung der Kohärenz des eigenen Selbst und damit keine lustvolle Befriedigung bringen. Vielmehr erleidet der Homosexuelle eine tiefe Störung in seinem Selbstwertgefühl und empfindet eine quälende innere Leere. Formen neurotischer Objektwahl bei Homosexuellen gehen gewöhnlich auf eine unbewältigte ödipale Problematik zurück. Damit ist auch bereits angedeutet, daß es keineswegs so ist, daß alle Homosexuellen nur deshalb eine unbewältigte ödipale Problematik hätten, weil sie homosexuell sind. Diese verbreitete Annahme, die auch in der psychoanalytischen Theorie vertreten wird, entspricht einer Voreingenommenheit, die die Betrachtung und die Beurteilung der Homosexualität einschränkt.

Betrachtungen zu Vorgängen in der ödipalen Phase

Unter dem Ödipuskonflikt versteht die Psychoanalyse eine allgemein vorkommende Konfliktsituation, die dann eintritt, wenn sich bei fortgeschrittener Triebentwicklung zielgerichtete Liebeswünsche nach außen wenden. Dann wird jede andere als die geliebte Person als störend empfunden. Auf der Höhe der frühkindlichen Sexualentwicklung werden die libidinösen Wünsche und die aggressiven Strebungen an die Erwachsenen gebunden. Der weitaus wichtigste Gesichtspunkt im ödipalen Konflikt ist die Objektbeziehung. In der Regel wird eine erste Liebesbeziehung in der phallischen Phase der Triebentwicklung erreicht. Die Psychoanalyse nennt diese Strebung den Inzestwunsch. Auf den störenden Dritten werden die aggressiven Impulse geleitet. Er soll beseitigt werden. Die damit in Verbindung stehenden Regungen werden als Todeswünsche zusammengefaßt. Die im ödipalen Konflikt auftretende Angst, einem Stärkeren zu erliegen, ist so allgemein wie die Tatsache, daß der Erwachsene stärker ist als ein Kind. Diese Angst kann, solange sie dauert – und sei es das ganze Leben –, ihre Herkunft aus der phallischen Phase nicht verleugnen. Die Psychoanalyse nennt sie Kastrationsangst. Der Konflikt, der zwischen narzißtischen Interessen und der libidinösen Objektbesetzung entsteht, hat in unseren gesellschaftlichen Verhältnissen gewöhnlich den erzwungenen Ausgang, daß der inzestuöse Wunsch aufgegeben wird und gleichzeitig eine Identifikation mit dem gleichgeschlechtlichen Elternteil, das heißt mit der versagenden Hauptperson, erfolgt, wodurch der Schutz vor den Folgen der eigenen aggressiven Regungen gewährleistet ist.

In der ödipalen Phase findet die erste konfliktvolle Auseinandersetzung mit der Gesellschaft statt. Sie wird durch die großen Figuren der Kindheit repräsentiert. Diese vertreten die Ideologie, die Institutionen und ökonomischen Zwänge, die die jeweils herrschenden Verhältnisse dem einzelnen auferlegen. Weil es sich in der ödipalen Phase um affektive Prozesse handelt, die sich an den Objektbeziehungen abspielen, sind die unbewußten Introjekte der Eltern viel bedeutsamer als ihre persönlichen Überzeugungen und Ansichten über Ideologie, Institutionen und ökonomische Verhältnisse. Diese können im Widerspruch zur herrschenden Gesellschaftsstruktur stehen, ohne daß sich etwas Wesentliches an der Rolle der Eltern ändert. Das Schicksal der ödipalen Auseinandersetzung ist das Schicksal des Menschen in seiner Gesellschaft. Die traditionelle Betrachtung der Psychoanalyse beschränkt sich meistens auf die Resultanten, die sich aus dem Triebgeschehen und den Objektbeziehungen ergeben: Inzestwunsch, Rivalität, Kastrationsangst und Aufrichtung des Über-Ich. Diese Aspekte sind für die innerpsychische Entwicklung von größter Bedeutung. Sie enthalten aber die von außen einwirkenden gesellschaftlichen Zwänge nur sehr indirekt und in einer verschleierten Form. Das ist einer der Gründe, warum die Homosexualität von der Psychoanalyse irrtümlich als Psychopathologie beschrieben worden ist.

Weil die präödipalen Phasen der Libidoentwicklung und insbesondere die Abrundung der narzißtischen Kohärenz von den Implikationen durchsetzt sind, die die beschriebene Weichenstellung zur Folge hatte, erscheinen die ödipalen Konflikte und Kastrationsängste durch die primärprozeßhafte Interpretation beeinflußt und können nach der traditionellen psychoanalytischen Auffassung nicht als ödipal bezeichnet werden. Eine Entwicklung zur Homosexualität kann vom Gesichtspunkt der traditionellen Metapsychologie daher nur so verstanden werden, als würde ein Scheitern am ödipalen Konflikt vorliegen, was zu einer regressiven Anpassung, zu einem Defekt in der Entwicklung führt – eine These, die ich 1962 noch selber vertreten habe.

Um zu verstehen, wo der Irrtum liegt, ist es notwendig zu untersuchen, was eine wirklichkeitsnahe ödipale Konfliktkonstellation eigentlich bedeutet und wie sie durch das sozial und kulturell vorgezeichnete Milieu der Gesellschaft beeinflußt wird.

In der ödipalen Phase wird das Kind in entscheidender Weise mit der Gesellschaft konfrontiert, in der es lebt. Meistens repräsentieren die Eltern die gesellschaftliche Szene. In dieser Phase bekommen frühere Beobachtungen und Erfahrungen des Kindes eine neue emotionale Bedeutung. Dabei werden die Erfahrungen mit den Verhaltensweisen der Eltern mit ihren biologischen Geschlechtsmerkmalen in Zusammenhang gebracht. Die Verhaltens- und Erlebnisweisen der Eltern sind insofern als Eigenschaften ihrer Geschlechtsrollen zu verstehen, als sie mit den Erwartungen der Gesellschaft, wie ein Mann und Vater sein soll und wie eine Frau und Mutter sein soll, übereinstimmen. Die Geschlechtsrollen der Eltern sind um so schärfer konturiert, als das Bild, das sie von sich als Mann und Frau ausbilden, die gesellschaftlichen Erwartungen bestätigt. Die biologischen Geschlechtsmerkmale, die Mann und Frau voneinander unterscheiden, müssen aber nicht zwangsläufig mit den Geschlechtsrollen übereinstimmen, die sie entwickeln. Es gibt Menschen, die Transvestiten, die eine Diskrepanz zwischen der Geschlechtsrolle, die sie ausbilden, und den Geschlechtsmerkmalen, die sie haben, ertragen. Andere, die Transsexuellen, können die Diskrepanz nicht bewältigen und unternehmen alles, um eine Übereinstimmung zwischen ihrem Geschlecht und ihrer Geschlechtsrolle zu erzwingen. Die Tatsache, daß eine Geschlechtsrolle nicht zwangsläufig mit den biologischen Geschlechtsmerkmalen identisch ist, wurde bisher von der psychoanalytischen Theorie zu wenig beachtet. Sie ist für die Vorgänge in der ödipalen Phase deshalb wichtig, weil das Kind nicht simultan, sondern stufenweise zuerst mit den Geschlechtsrollen der Eltern und später mit ihren und den eigenen biologischen Geschlechtsmerkmalen konfrontiert wird.

Kohut (1977, S. 227–239) schreibt, daß die klassische psychoanalytische Theorie die positiven Aspekte dieser Periode in der psychosexuellen Entwicklung als Resultat der ödipalen Erfahrung betrachte und nicht als einen primären, in sich geschlossenen Aspekt der Erfahrung selbst. Er weist nachdrücklich darauf hin, daß diese primäre, positive Erfahrung auf der Erfahrung der wachsenden Kapazität des Kindes beruht, libidinöse und aggressive Strebungen zu integrieren. Integrieren heißt in diesem Zusammenhang, daß psychische Strukturen ausgebildet werden, die die Triebansprüche modulieren. Nach Kohut kann sich diese wachsende Kapazität des Kindes nur entwickeln, wenn die elterlichen Figuren mit zielgehemmten Reaktionen auf die libidinösen Wünsche wie auch auf die Rivalitätsaggression des Kindes in der ödipalen Phase ansprechen. Werden nämlich die ödipalen Manifestationen durch direkte sexualisierte Reaktionsweisen oder durch direkte Gegenaggressionen der elterlichen Figuren beantwortet, wird die Reifung des psychischen Apparates in schädigender Weise verhindert. Es ist durchaus die Regel, daß sich die Eltern ihrem ödipalen Kind gegenüber auf zielgehemmte Reaktionen beschränken. Das heißt zunächst, daß sie sich mit ihrem Kind identifizieren. Sie fühlen sich in die seelischen Regungen des Kindes ein und modulieren seine libidinösen und aggressiven Ansprüche.

Die Eltern wirken auf ihr ödipales Kind so ein, wie es ihrer Erziehungsideologie entspricht. Diese Erziehungsideologie beinhaltet die gesellschaftlich wirksamen Eigenschaften der Mutter als Frau und des Vaters als Mann. Die Sexualität der Eltern bleibt wegen der vorherrschenden zielgehemmten Reaktionen stumm. Sie tritt erst auf dem Höhepunkt der phallischen Phase in den Mittelpunkt der ödipalen Auseinandersetzung, wenn das Kind durch seine Sexualneugier die Geschlechtsmerkmale und -unterschiede in einer neuen Art mit Libido hoch besetzt. Diese neue Erfahrung, die mit der besonderen Besetzung der biologischen Geschlechtsmerkmale entsteht, wird mit der anderen Erfahrung, die sich aus den gesellschaftlich wirksamen Eigenschaften der Geschlechtsrollen der Eltern entwickelt hat, in einem niemals zufälligen, sondern immer spezifischen Zusammenhang gebracht. Die Weichenstellung, die in der frühen präödipalen Entwicklung notwendig war, um kompensatorische Strukturen entstehen zu lassen, die Störungen im narzißtischen Gleichgewicht mäßigen können, ist für die spezifische Verknüpfung der beiden ödipalen Erfahrungen untereinander verantwortlich.

Die Art und Weise, in der diese Verknüpfung erfolgt, bestimmt die spätere Sexualorganisation des erwachsenen Mannes und der erwachsenen Frau. Der Unterschied zwischen

Homosexuellen und Heterosexuellen bildet sich an diesem Wendepunkt der Libidoentwicklung aus. Doch liegt der eigentliche Unterschied zwischen dem Liebesleben der Homosexuellen und dem der Heterosexuellen in einer für beide spezifischen, aber verschieden orientierten Überbesetzung bestimmter Wahrnehmungen im Selbstgefühl, die eine narzißtische Verletzlichkeit kompensieren.

Allmählich beginnt sich herauszustellen, daß die Heterosexuellen zur Abrundung ihrer narzißtischen Kohärenz auch einer besonderen Weichenstellung bedürfen. Nur setzt sie an einer anderen Stelle an. Bei ihnen führt eine relative Verlangsamung im Bereich der Triebentwicklung bei einer relativ beschleunigten Ich-Entwicklung zu einer Verstärkung der Kontrollfunktionen über aggressive und libidinöse Strebungen. Es entwickelt sich eine Neigung, Triebregungen vor allem dann zuzulassen, wenn das Bild der eigenen Person den Objekten gegenüber scharf abgegrenzt ist. Das führt dazu, daß in den späteren sexuellen Objektbeziehungen die eigene Geschlechtsrolle in Übereinstimmung mit den biologischen Geschlechtsmerkmalen so erlebt wird, daß sie der Geschlechtsrolle wie den biologischen Geschlechtsmerkmalen des Partners polar entgegengesetzt ist. Dadurch wird im Selbstgefühl die sexuelle Identität gestärkt, die zum Körperselbst und damit auch zum narzißtischen Sektor der Persönlichkeit gehört. So wie bei den Homosexuellen die Überbesetzung der Autoerotik nicht mehr primär einer Triebbefriedigung, sondern der Aufrechterhaltung der narzißtischen Homöostase dient, steht auch bei den Heterosexuellen die Überbewertung polarer Gegensätze in den Geschlechtsrollen nicht mehr im Dienste der Triebbefriedigung, sondern stärkt im Selbstgefühl die sexuelle Identität.

Wenn die kompensatorischen Strukturen auf eine Überbesetzung des Körperselbst, das heißt der Selbstwahrnehmung des Bildes des eigenen Körpers, zentriert sind, werden auf dem Höhepunkt der ödipalen Auseinandersetzung die gesellschaftlich wirksamen Eigenschaften der Elternfiguren, also ihre Geschlechtsrollen, und die biologischen Geschlechtsmerkmale derselben als etwas untrennbar Zusammengehöriges erlebt. Eine solche Übereinstimmung fördert die Vorstellung eines polaren Gegensatzes zwischen Mann und Frau in allen Aspekten, die sie voneinander unterscheiden. Diese Vorstellung dient der Stärkung der eigenen sexuellen Identität.

Unter dieser Voraussetzung entsteht später die heterosexuelle Liebesbeziehung.

Wenn die kompensatorischen Strukturen wie beschrieben auf eine Überbesetzung der inneren und äußeren Autonomie zentriert sind, werden auf dem Höhepunkt der ödipalen Auseinandersetzung die gesellschaftlich wirksamen Eigenschaften der elterlichen Figuren, also ihre Geschlechtsrollen, als etwas erlebt, das mit ihren Geschlechtsmerkmalen nicht in Übereinstimmung gebracht wird. Eine solche Trennung der Bedeutung der einen Eigenschaften von den anderen zeigt an, daß in der ödipalen und allen späteren sexuellen Objektbeziehungen die autoerotische Position, allerdings in ihrer objektbezogenen Neuformulierung, beibehalten wird, wodurch sich später sexuelle Beziehungen relativ unabhängig von den gesellschaftlich vorgezeichneten und anerkannten Eigenschaften der Partner einer Liebesbeziehung entwickeln können.

Unter diesen Voraussetzungen entsteht die homosexuelle Liebesbeziehung.

Wenn das gelingt, ist an der zweiten Station der Entwicklung, der ödipalen, eine Weichenstellung erfolgt, durch die der Schritt aus einer infantilen in eine erwachsene Erlebnisweise gemacht wird. Dieser Schritt impliziert auch beim Homosexuellen eine massive Identifikation, die die klassische Theorie als eine Identifikation mit der versagenden Hauptperson beschreibt. Mit dem Untergang des Ödipuskomplexes wird diese Identifikation zu einer dauernd wirksamen Struktur, einem Introjekt, das an der Aufrichtung des Über-Ich wesentlich beteiligt ist. Bei einer geglückten Entwicklung zur Homosexualität ist es von Bedeutung, daß die strafenden Tendenzen, die sich vom Über-Ich aus gegen die inzestuöse Objektwahl richten, durch Veränderungen, die im Ich auftreten, ganz in den Hintergrund rücken. Dies ist deshalb der Fall, weil die durch Verinnerlichung der Züge der versagenden Hauptperson neu erworbenen und zur eigenen Person gehörenden Eigenschaften mit jenen der gleichgeschlechtlichen ödipalen Hauptperson übereinstimmen. Entsprechend der dominierenden autoerotischen Position führt diese Übereinstimmung dazu, daß die Libidobesetzung auf das Objekt umgepolt wird, das der eigenen Person gleicht. Diese Verhältnisse zeigen an, daß beim Untergang des Ödipuskomplexes der Inzestwunsch den sexuellen Inhalt verliert. Demgegenüber bleibt beim Heterosexuellen der sexuelle Inhalt an den Inzestwunsch gebunden, weshalb sein Ich auf das Inzesttabu im Über-Ich spürbarer anspricht als das Ich des Homosexuellen, das dem Inzestwunsch und dem Inzesttabu indifferent gegenübersteht.

Die klassischen Sexualtheorien haben bisher immer unreflektiert angenommen, die Geschlechtsrolle eines Individuums sei biologisch vorbestimmt. Das sollte bloß die Forderung verdecken, daß sie festgefügten gesellschaftlich wirksamen Implikationen entsprechen müsse.

Im Zusammenhang damit wurde die an sich bedeutende Errungenschaft der Objektkonstanz für das Sexualleben so interpretiert, als ob die Fähigkeit, echte Objektbeziehungen einzugehen und aufrechtzuerhalten, an eine heterosexuelle Partnerwahl gebunden wäre. Auch wurde postuliert, daß Autoerotik, in welcher Form sie sich auch zeige, eine infantile sexuelle Aktivität darstelle und der Entwicklung fester und differenzierter Objektbeziehungen im Wege stehe. In psychologischer Hinsicht fallen diese Denkmodelle in ihrer zweckgebundenen Einseitigkeit solange nicht auf, als es angeht, psychische Entwicklungen dann als gesund und normal zu verstehen, wenn sie mit den gesellschaftlichen Forderungen nicht in Widerspruch stehen. Bei der psychosexuellen Entwicklung zur Homosexualität ist dieses Denkmodell zum Scheitern verurteilt, weil das Wesentliche beim Durchlaufen der ödipalen Phase darin besteht, daß die Geschlechtsrollen der ödipalen Hauptpersonen mit ihren biologischen Geschlechtsmerkmalen nicht identisch sind.

Es ist eine Unterstellung, die ihre Wurzeln in einer verbreiteten Ideologie hat, den Homosexuellen Objektkonstanz abzusprechen. Objektkonstanz ist ein Begriff der Ich-Psychologie und beschreibt zutreffend eine der wichtigsten Errungenschaften eines gesunden Ich, dem es gelungen ist, die Selbstrepräsentanzen dauerhaft und stabil von den Objektrepräsentanzen zu trennen und abzugrenzen. Insofern, als einem Ich die Fähigkeit und Kapazität zugesprochen werden kann, feste Objektbeziehungen einzugehen und auch an ihnen festzuhalten, wenn ein Aufschub von Triebbefriedigungen erforderlich ist oder triebfremde, zielgehemmte Befriedigungen angestrebt werden, unterscheiden sich Homosexuelle nicht von »anderen«, insbesondere nicht von Heterosexuellen. Allerdings sind sie, wie alle anderen, schweren neurotischen Entwicklungen ausgesetzt, die zu tiefgreifenden Störungen der Ich-Funktionen und damit auch der Objektkonstanz führen können. Die Mehrzahl der gesunden Homosexuellen hält an ihren desexualisierten Objektbeziehungen, an ihren zielgehemmten zärtlichen Gefühlen, Idealbildungen und Ambitionen fest und kann, wie die Heterosexuellen und übrigens auch die Perversen, ein unauffälliges Leben führen und, dank der Objektkonstanz, sozial wertvolle Leistungen auf allen Gebieten vollbringen.

Die autoerotische Position, die in der Liebesbeziehung gesunder Homosexueller eine so wichtige Rolle spielt, läßt sich nicht auf eine selbstbezogene masturbatorische Aktivität reduzieren. Es ist vielmehr so, daß das Triebschicksal der Autoerotik, das in enger Beziehung zu den autonomen Funktionen steht, das Organisationsmuster der homosexuellen Liebesbeziehung darstellt. Die Homosexuellen sind genauso wie die Heterosexuellen auf Liebespartner angewiesen und geben sich keineswegs mit Onanie zufrieden, obschon die einen wie die anderen auch immer wieder auf autoerotische Befriedigungen zurückgreifen.

Nachdem es allgemein bekannt ist, daß in der Antike die Homosexualität in manchen Gesellschaften ganz anders integriert wurde, soll an dieser Stelle durch ein Zitat Sigmund Freuds gezeigt werden, daß die Psychoanalyse schon früh damit gerechnet hatte, daß es keine endgültigen Rezepte für eine »gesunde richtige Sexualität« gibt, daß vielmehr eine solche Qualifizierung immer nur Ausdruck eines ideologischen, gesellschaftlich bedingten Zwangs sein kann. Freud (1905, S. 48, Fußnote): »Der eingreifendste Unterschied zwischen dem Liebesleben der Alten Welt und dem unsrigen liegt wohl darin, daß die Antike den Akzent auf den Trieb selbst, wir aber auf dessen Objekt verlegen. Die Alten feierten den Trieb und waren bereit, auch ein minderwertiges Objekt durch ihn zu adeln, während wir die Triebbetätigung an sich geringschätzen und sie nur durch die Vorzüge des Objekts entschuldigen lassen.«

Die Annahme, daß die Homosexuellen den Akzent auf den Trieb selbst, die Heterosexuellen auf das Objekt legen, läßt allerdings keineswegs den Schluß zu, daß damit unkontrollierte Triebhaftigkeit der einen dem Triebverzicht oder einer Triebversagung der anderen gegenübergestellt werden könnte. Wenn man davon ausgeht, daß soziale und ökonomische Machtstrukturen eine gesellschaftlich wirksame Moral benötigen, um die Sexualität ihren Interessen entsprechend in vorgezeichnete Bahnen zu zwingen, wird erst verständlich, weshalb überhaupt einerseits von einem minderwertigen Objekt und andererseits von einer Geringschätzung der Triebbetätigung gesprochen werden kann. Beides sind Werturteile, die in die Sexualität hineingetragen werden.

Die herrschende Gesellschaftsmoral greift mit ihren Zwängen in das Liebesleben sowohl der Homosexuellen wie auch der Heterosexuellen ein, indem sie die bei beiden vorliegenden Überbesetzungen bestimmter Erlebnismuster mit zusätzlichen, gesellschaftlich bedingten und motivierten Verzerrungen belastet. Weil in der herrschenden Gesellschaft die Besitzenden ihre Macht ganz allgemein durch Hochstilisierung polarer Gegensätze aufrechterhalten, trägt die Gesellschaft nach dem Muster patriarchalischer Wertmaßstäbe wie selbstverständlich eine Besitz-Ideologie in das Liebesleben ihrer Mitglieder hinein. Damit wird letzten Endes der polare Gegensatz in den Geschlechtsrollen in dem Sinne überdehnt, daß jetzt Männlichkeit mit Anspruch auf Besitz und Machtzuwachs, Weiblichkeit mit Unterwerfung und Machtverlust gleichgesetzt werden. Die Heterosexualität, die von dieser Gesellschaftsmoral allein als normal betrachtet wird, entspricht mit ihren Verzerrungen nicht mehr den Bedürfnissen der Menschen, sondern den Interessen der herrschenden Gesellschaftsverhältnisse.

Unter diesem Gesichtspunkt betrachtet, legt unsere Gesellschaftsmoral den Akzent eigentlich weniger auf das Objekt als vielmehr auf die Forderung, daß die biologischen Geschlechtsmerkmale mit bestimmten gesellschaftlich wirksamen Eigenschaften, den Geschlechtsrollen, identisch sein müssen. Dem läßt sich aber auch eine andere Gesellschaftsmoral gegenüberstellen, die den Akzent vielleicht weniger auf den Trieb selbst legt, als vielmehr zuläßt, daß die Beziehung zwischen dem Geschlechtsträger und bestimmten vorgezeichneten Geschlechtsrollen fakultativ und locker ist. Das bedeutet mit anderen Worten, daß im Erleben der Menschen ihre Geschlechtszugehörigkeit und ihre gesellschaftlich vorgezeichnete Geschlechtsrolle zwar identisch sein können, aber nicht sein müssen. Damit wird auch deutlich, daß sich die beiden moralischen Forderungen nicht mehr darin unterscheiden, daß zur einen die Heterosexualität, zur anderen die Homosexualität gehört, sondern darin, daß die eine repressiv und triebfeindlich ist, während die andere sowohl Heterosexualität wie Homosexualität, den Bedürfnissen der Menschen entsprechend, einbezieht. Wenn man unter Berücksichtigung dieser gesellschaftsstrukturellen Voraussetzungen betrachtet, was als wirklichkeitsnahe Konfliktkonstellation der ödipalen Situation gilt, erscheint das Bild durch die Besitz- und Machtideologie verzerrt. Diese Wirklichkeitsnähe ist, in ihrer Art, genauso von unbewußten Interpretationen durchsetzt wie diese andere Wirklichkeitsnähe, von der ich ausgehen muß, wenn ich die ödipalen Auseinandersetzungen bei einer Entwicklung zur Homosexualität nun genauer verfolge:

Das Kind tritt mit der Selbstwahrnehmung der eigenen überschätzten Autonomie in die ödipale Phase. Die zielgerichteten Liebeswünsche, die sich nach außen richten, folgen den ausgebildeten Tendenzen, Interessen auf die eigene Person zu richten oder aber auf andere, die genauso aussehen wie es selbst. Der sich ausbildende Inzestwunsch führt zu einer intensiven Objektbeziehung, die sich infolge des Rollenverhaltens der Eltern (eines gesellschaftlich bedingten Rollenverhaltens) gewöhnlich als eine gegengeschlechtliche Objektbeziehung erweist. Diese wird aber, entsprechend den bereitliegenden Interessen, so interpretiert, als ob der geliebte Partner in jeder Beziehung einem selbst gleichen würde. Der andere Elternteil, der, wiederum seiner gesellschaftlich bedingten Rolle entsprechend, gewöhnlich gleichgeschlechtlich ist, wird als störend erlebt. Er stellt das Fremde dar. Auf ihn richten sich in der ödipalen Phase die aggressiven

Strebungen. Das Fremde soll beseitigt werden, wobei wiederum die illusionäre Interpretation dazu führt, daß gerade der, der gleichen Geschlechts ist und einem gleicht, mit dem Fremden identisch ist. Die aggressiven Beseitigungswünsche lassen einen Rivalitätskonflikt entstehen, der die Angst erzeugt, dem Stärkeren zu erliegen.

Der homosexuelle Mann liebt sein Objekt ganz einfach so, wie er sich selbst lieben lernte und wie er in der ödipalen Phase dann auch seine Mutter liebte. An seiner eigenen Person leugnet er gewiß nicht die Penislosigkeit seiner Mutter, sondern erlebt die Mutter ganz selbstverständlich als einen Partner, der ihm gleicht und der auch gleichgeschlechtlich ist. Wo geliebt wird, spielt Penislosigkeit überhaupt keine Rolle. Die homosexuelle Frau liebt ihr Objekt auch einfach so, wie sie sich selbst lieben lernte, nämlich durch eine Überhöhung der Bedeutung der ihr geglückten autoerotischen Aktivitäten. Diese Errungenschaft, die sich das kleine Mädchen mit viel größeren Schwierigkeiten aneignet als der Knabe, erfüllt sie mit einem stolzen Gefühl der Selbstachtung, das in den traditionellen Interpretationen in einer mir verdächtigen Art als Penisneid oder Wunsch, ein Knabe zu sein, uminterpretiert wird. Diese Interpretation hat den gesellschaftlich bedingten Beigeschmack der Erniedrigung der Frau. In der ödipalen Phase wählt das kleine Mädchen gewöhnlich den Vater als Liebesobjekt und interpretiert illusionär, daß er doch gewiß genauso aussehe wie sie selbst und ihr in allem ähnlich sei. Wenn geliebt wird, kommt bei diesem lesbischen Mädchen ein Penis nicht in Frage. Die Selbstwahrnehmung der überschätzten Autonomie kommt bei der Liebeswahl in der ödipalen Phase voll zur Geltung. Das Fremde, Andere wird in der störenden Mutterfigur erkannt. Auf diese rivalisierende Mutter werden die aggressiven Beseitigungswünsche gerichtet, und die Angst, ihr zu erliegen, ist die Kastrationsangst des ödipalen Mädchens.

Bei einer Entwicklung zur Homosexualität ist die inzestuöse Objektbeziehung nicht durch den Wunsch charakterisiert, das Liebesobjekt »zu besitzen«, sondern am Liebesobjekt, an welches das autoerotische Vorbild delegiert wird, die sexuelle Autonomie zu bestätigen. Die Rivalitätsaggressionen, die sich gegen den störenden Dritten richten, sind Aggressionen, die sich entwickeln, wenn dieses Autonomiebedürfnis in Frage gestellt wird. Die Kastrationsängste sind die Ängste vor der drohenden Ohnmacht, die als Autonomieverlust gefürchtet wird. Weil die zielgehemmten Reaktionen der Eltern ihren Kindern gegenüber von autoerotischen Regungen durchsetzt sind, sich aber der heterosexuellen Partnerwahl unterordnen, wird das autoerotische Vorbild an den gegengeschlechtlichen Elternteil delegiert, während der gleichgeschlechtliche zum störenden Dritten wird. Aus diesen Verhältnissen ergibt sich, daß bei einer Entwicklung zur Homosexualität der sexuellen Neugier, die die realen Geschlechtsmerkmale auf dem Höhepunkt der phallischen Phase neu besetzt, eine entscheidende Bedeutung zukommt. Die neue Bewertung der Geschlechtsmerkmale dedramatisiert die Kastrationsängste. Wenn das kleine Mädchen die gefürchtete Mutter als die erkennt, die ihr gleicht, kommt sie nun plötzlich als autoerotischer Partner in Betracht. Entsprechend führt die Entdeckung der Geschlechtsmerkmale des Vaters dazu, daß das libidinöse Interesse an ihm nachläßt, weil er jetzt das Fremde, Andere darstellt. Wenn der kleine Knabe den gefürchteten Vater als den erkennt, der ihm gleicht, kommt er plötzlich als autoerotischer Partner in Betracht. Entsprechend führt die Entdeckung der Geschlechtsmerkmale der Mutter dazu, daß das libidinöse Interesse an ihr nachläßt, weil sie jetzt das Fremde, Andere darstellt.

Es scheint mir wichtig, in diesem Zusammenhang nochmals darauf hinzuweisen, daß bei der Entwicklung dieser Verhältnisse der Akzent nicht auf die Geschlechtsrolle des Liebesobjektes zu setzen ist. Es handelt sich nicht darum, daß auf dem Höhepunkt der phallischen Phase das gegengeschlechtliche Liebesobjekt durch das homosexuelle ersetzt wird. Eine solche Betrachtung würde erneut den polaren Gegensatz der Geschlechtsrolle in irreführender Weise in den Vordergrund rücken. Der Schwerpunkt liegt auf der Entdeckung, daß die Elternfiguren zwei sich widersprechende Rollen verkörpern. Sie haben ein doppeltes Gesicht, einen Januskopf. Solange nur das eine Gesicht des Januskopfes der elterlichen Figur sichtbar ist, dramatisiert sich der ödipale Konflikt, wie es die klassische Theorie zutreffend beschreibt. Heftige Kastrationsängste werden ausgebildet, die sich aus dem Rivalitätskonflikt ergeben. Wenn dann durch die Entdeckung der Geschlechtsmerkmale der elterlichen Figuren das zweite Gesicht erkannt wird, setzt die Dedramatisierung des ödipalen Konflikts ein, weil der Inzestwunsch seine sexuellen Inhalte verliert. Damit beginnt der Ödipuskomplex bei Homosexuellen unterzugehen. An seine Stelle tritt ein spielerischer Umgang mit den Objekten, deren Janusgesicht etwas Befreiendes, Relativierendes an sich hat. Der Homosexuelle erkennt bewußt oder unbewußt, daß alle Menschen, die als Liebesobjekt oder als strafende Instanzen in Betracht kommen, ein doppeltes Gesicht haben. Er identifiziert sich in erster Linie mit dieser Doppelgesichtigkeit und entwickelt in seinem zukünftigen Liebesleben selbst das typische Doppelgesicht, das ihn in der Gesellschaft der »polaren Gegensätze« disqualifiziert.

Die Gesellschaft, in der wir leben, lehnt diese Züge der Doppelgesichtigkeit ab. Das sprunghaft alternierende Auswechseln von Rollen widerspricht den organisatorischen und ökonomischen Interessen der Gesellschaft, die aus der Geschlechtszugehörigkeit und aus sozial wirksamen Eigenschaften des Denkens und Verhaltens, die zur Geschlechtsrolle gehören, eine indiskutable Einheit schmiedet.

Ablehnung und Feindseligkeit richten sich aber nicht bewußt auf diese Züge der Homosexuellen, sondern werden auf ihr Sexualverhalten projiziert. Ursache dieser Projektion ist die gesellschaftliche Feindseligkeit gegenüber einem ganz natürlichen Zug der Menschen, den man bei Kindern und auch bei Völkern fremder Kulturen noch am ehesten beobachten kann. Es ist das Bedürfnis, bei sich zuspitzenden erotischen und aggressiven Spannungen in zwischenmenschlichen Beziehungen nach einem inneren »zweiten Gesicht« Ausschau zu halten, das den drohenden Konflikt dedramatisieren könnte, den todernsten Streit in ein Spiel umzusetzen vermöchte. Es wird immer deutlicher, daß die Feindseligkeit gegenüber diesen natürlichen, menschlichen Tendenzen mit der Feindseligkeit gegenüber gleichgeschlechtlicher Sexualbetätigung überhaupt nichts zu tun hat. Die auferlegten gesellschaftlichen Zwänge, die die sozialen Verhältnisse so überaus nachhaltig bestimmen, sind vielmehr dafür verantwortlich, daß ein spielerischer Umgang mit Sexualität und Aggression verunmöglicht ist. Diese Verhältnisse sind es, die Objekte für Projektionen suchen. Die Homosexualität ist ein geradezu ideales Objekt für diese Projektionen. Deshalb kann man auch sagen, jede Gesellschaft produziere die Homosexuellen, die sie braucht.

Die Homosexuellen unterliegen genau den gleichen gesellschaftlichen Zwängen wie alle anderen. Es kann keine Rede davon sein, daß ihr Umgang mit der Umwelt und die Bewältigung ihrer Konflikte spielerischer und entspannter wäre, als es bei anderen der Fall ist. Das Spielerische der Homosexualität liegt vielmehr in einer innerpsychischen Disposition, alternierend und konfliktfrei zwei sich widersprechende und scharf umschriebene Erlebnisweisen einzunehmen, fallenzulassen, auszutauschen und in dieser Weise mit den jeweiligen Partnern in Kontakt zu treten. Diese innerpsychische Disposition ist die Bedingung, die erfüllt sein muß, damit Homosexuelle sich sexuell betätigen und befriedigen können. Es ist das Organisationsmuster ihrer Geschlechtsrolle.

Dieses Organisationsmuster setzt sich aus den beiden sich widersprechenden, scharf umschriebenen Erlebnisweisen zusammen, die das Erbe des Ödipuskomplexes sind. Die eine Erlebnisweise drückt die Reaktion des ödipalen Kindes aus, das zunächst nur das eine Gesicht der großen elterlichen Figuren erkannt hat: Inzestwunsch, Rivalität, Todeswunsch und Kastrationsangst führen zum dramatisierten Konflikt. Die Kastrationsangst drängt wegen der Neigung, sich mit dem Liebesobjekt zu identifizieren, zu einem negativen ödipalen Ausgang. Diese Erlebnisweise ist sado-anal und entspricht einer passiven Neigung in der homosexuellen Einstellung. Die andere Erlebnisweise drückt die Reaktion des ödipalen Kindes aus, wenn es das zweite Gesicht der großen elterlichen Figuren erkennt. Weil die Besetzung des Liebesobjekts nach dem Vorbild der autoerotischen Position erfolgt, führt die Entdeckung der gleichgeschlechtlichen sexuellen Merkmale zu einer erotischen Anziehung der entsprechenden Elternfigur, die als ein narzißtisches Allmachtsgefühl erlebt wird, das exhibitionistisch die Lust am eigenen Körper, an der eigenen Aktivität und an der Entdeckung der Umwelt vorführt. Diese zweite Erlebnisweise ist phallisch und entspricht einer aktiven Neigung in der homosexuellen Einstellung.

In der Praxis entspricht die sado-anale Einstellung einer Tendenz des einen Partners, sich dem anderen passiv zur Verfügung zu stellen. Die Verhaltensweisen, die diese Einstellung charakterisieren, sind Züge, die jeder Homosexuelle an sich kennt. Er wartet, bis ein Partner sich ihm nähert, läßt sich nur probeweise ein und wendet sich wieder ab, stellt sich aber so ein, daß er sich verfolgt fühlt. In dieser Verfolgungsillusion liegen dann die Voraussetzungen bereit, sich passiv überwältigt zu erleben, wenn es schließlich zu einer Beziehung kommt.

Die phallisch-narzißtische Einstellung entspricht demgegenüber der Tendenz, homosexuelle Partner aktiv zu suchen und zu erobern. Die Verhaltensweisen, die diese Einstellung charakterisieren, sind auch Züge, die jeder Homosexuelle an sich kennt. Er geht auf die Suche und richtet seine Aufmerksamkeit auf Partner, die sich abwartend einstellen. Dann nähert er sich ihnen und zeigt zunächst kein besonderes Interesse, manchmal sogar ein gewisses Maß an Geringschätzung, damit sich der andere abwendet und das Verfolgungsspiel beginnen kann. Kommt es schließlich dazu, daß sich beide miteinander einlassen, erlebt er, der sich phallisch-narzißtisch einstellt, ein Gefühl des Triumphes, das Liebesobjekt erobert zu haben.

Die beiden sich widersprechenden Erlebnisweisen sind Tendenzen, die normalerweise immer bei beiden Partnern bereitliegen und vikariierend ausgewechselt werden können. Ist die eine Erlebnisweise starr und fixiert, handelt es sich um eine neurotische Entwicklung bei Homosexualität.

In der homosexuellen Praxis ist es gewöhnlich so, daß der eine Partner in seiner Beziehung zum anderen, schon auf der Suche und bei der Wahl und im einleitenden Gespräch wie bei den ersten, abwägenden Kontakten und dann bei der ganzen Inszenierung der sexuellen Beziehung, die eine oder andere Erlebnisweise der beiden ödipalen Dispositionen reaktiviert. Er bringt sie in seiner Haltung, in seinen Gefühlen, in seinen Aktivitäten und Gedanken zum Ausdruck. Wie selbstverständlich stellt sich der Partner auf die entgegengesetzte der beiden disponiblen Erlebnisweisen ein und antwortet in jeder

Hinsicht entsprechend. Auf diese Entsprechung richtet sich die ganze Neugier und Entdeckerlust beider. Wenn sie sich gegenseitig bestätigt fühlen, entspricht dies der Entdeckung der Geschlechtsmerkmale des anderen, die die gleichen sind, die dieser hat. Die sexuelle Erregung, die dann einsetzt, hat zur Folge, daß sich die Einstellungen des einen zum anderen alternierend auswechseln. Dadurch kommt es zu einem oszillierenden Effekt, der schließlich zum Orgasmus führt und der für die lustvolle Bestätigung der Kohärenz im Selbst verantwortlich ist. Die lustvolle Bestätigung des Selbstgefühls verbindet sich, wie bei jeder gesunden sexuellen Aktivität, mit dem orgastischen Erlebnis. Beides zusammen rundet sich zur größtmöglichen Befriedigung im menschlichen Erleben ab.

Die neurotischen Störungen, die sich bei einer Entwicklung zur Homosexualität einstellen können, sind nicht identisch mit der Homosexualität an sich, wie es von der traditionellen Auffassung der Psychoanalyse seit Jahrzehnten irrtümlicherweise angenommen wird. Die Verwirrung, die in den Vorstellungen über diese Verhältnisse besteht, entwickelte sich aus der Überbewertung polarer Gegensätze in der Beurteilung der Sexualität. Dadurch, daß Homosexualität unreflektiert mit einer Psychopathologie gleichgesetzt wird, ergeben sich in der Theorie eine Reihe von Auffassungen, die nur insofern zutreffen, als neurotische Störungen, die sich bei einer Entwicklung zur Homosexualität zeigen können, verstanden werden. Durch die Verallgemeinerung dieser Auffassungen wird das Phänomen Homosexualität verzerrt. Wenn aber die theoretischen Voraussetzungen zu einem sinngemäßen Verständnis verzerrt sind, sind auch die psychotherapeutischen Maßnahmen und die psychoanalytischen Konzepte der Technik, die sich auf ein solches Mißverständnis stützen, verhängnisvoll.

In der psychoanalytischen Theorie wird die homosexuelle Objektwahl als Inversion bezeichnet, womit ausgedrückt wird, daß sich der homosexuelle Mann mit seiner Mutter identifiziert, um der Kastrationsangst zu entgehen. Bei der lesbischen Frau wäre es genau gleich, nur müßte davon ausgegangen werden, daß sich die ganze Entwicklung auf der Phantasie der Frau aufbaut, ein Mann zu sein. Damit wird das Phänomen Homosexualität zu einer Abhängigkeits-Psychopathologie stilisiert, die im besten Fall an einer inzestuösen Fixierung an das ödipale Liebesobjekt erkannt wird, in schweren Fällen bis zu einer psychosenahen, symbiotischen Verschmelzungspathologie führt. Die traditionelle Auffassung geht zum Beispiel von der Annahme aus, der Inzestwunsch verfalle der Verdrängung und ziehe die Identifikation mit der Mutter nach sich. Daraus ergibt sich die Vorstellung, der homosexuelle Mann liebe sein Objekt wie er wünschte, von seiner Mutter geliebt zu werden. Er leugne dann an seiner eigenen Person die Penislosigkeit der Mutter und könne das Fehlen des Penis am geliebten Objekt, wegen der drohenden Kastrationsangst, nicht ertragen.

Ich vertrete die Auffassung, daß der Inzestwunsch nicht der Verdrängung verfällt, sondern beim Untergang des Ödipuskomplexes ganz in den Hintergrund tritt. Der homosexuelle Mann liebt in seinem Objekt Eigenschaften und Züge, die er, im Anderen, als seine eigenen wiederentdeckt. Sein Partner hat auch die gleichen Geschlechtsmerkmale wie er selbst, weil gegengeschlechtliche Merkmale in ihm keine erotischen Gefühle auslösen. Die Annahme, daß das Fehlen einer heterosexuellen erotischen Anziehung den Beweis für eine Verdrängung dieser Gefühle darstelle, ist ebenso unsinnig, wie es die Behauptung wäre, jeder heterosexuelle Mann fühle sich von anderen Männern sexuell nicht angezogen, weil er seine unbewußten homosexuellen Neigungen verdränge. Es ist doch vielmehr so, daß alle Menschen nur unter ganz bestimmten Bedingungen sexuell erregt werden und in den meisten Kontakten mit anderen keineswegs erotisch ansprechen. Diesbezüglich besteht zwischen Heterosexuellen und Homosexuellen gewiß kein Unterschied.

Sobald sich neurotische Störungen in den Liebesbeziehungen einstellen, ändern sich die Verhältnisse sowohl bei Heterosexuellen wie bei Homosexuellen. Dann kann es durchaus vorkommen, daß eine Identifikation des Mannes mit seiner Mutter dazu führt, daß er die Frau, die er wählt, oder der Mann, den er homosexuell anziehend empfindet, so liebt, wie er wünschte, von seiner Mutter geliebt zu werden. Er kann dann durch unbewußte Motive dazu gezwungen sein, an der eigenen Person die Penislosigkeit der Mutter zu leugnen und sich sexuell trotzdem Frauen zuwenden. Im Geschlechtsakt stattet er die Frau mit dem eigenen Penis aus und verleugnet illusionär in dieser Weise ihre Penislosigkeit. Bei neurotischen Homosexuellen ist es schließlich oft so, wie es die traditionelle Auffassung erkannte. Die neurotischen Störungen, die sich bei einer Entwicklung zur Homosexualität einstellen können, gehen oft auf ein mehr oder weniger ausgeprägtes Scheitern an der ödipalen Entwicklung zurück. Durch pathologische Fixierungen kommt es zu Regressionen, die sich vorwiegend auf die sado-anale oder phallisch-narzißtische Stufe der Libidoentwicklung beziehen. Bei einer sado-analen Regression scheiterte das ödipale Kind an der phallischen Phase, weil es nicht dazu kam, mit der Entdeckung der Geschlechtsmerkmale die realitätsgerechte Interpretation der beiden Gesichter der elterlichen Figuren zu leisten. Die Folge ist eine massive Identifikation mit dem gegengeschlechtlichen Elternteil. In diesen Fällen kann man mit Recht beim Mann von einer Identifikation mit der Mutter, bei der Frau mit dem Vater sprechen. Alles, was mit der sexuellen Differenzierung der Geschlechter zusammenhängt, wird regressiv im Sinne von Allmacht-Ohnmacht interpretiert, und die Einstellung zur Umwelt widerspiegelt oder übertrifft die gesellschaftlich vorgezeichnete Überbewertung polarer Gegensatzpaare. Die durch das Festhalten am magischen Denken gekennzeichnete Tendenz zielt darauf hin, die Gestalt der sexuellen Vorstellungsrepräsentanzen unbestimmt zu halten. Das Verhalten dieser Menschen ist gestört. Die Ansichten, die sie vertreten, wirken undifferenziert. Der Mann ist besonders effeminiert, die Frau maskenhaft steif mit Zügen in ihrem Verhalten, als würde sie die gesellschaftlich implizierte Erniedrigung der Frau an allem, was ihr begegnet, demonstrieren.

Bei einer phallisch-narzißtischen Regression scheiterte das ödipale Kind an der Überwindung des ödipalen Konflikts. Die Entdeckung der Geschlechtsmerkmale der elterlichen Figuren führte nicht zur Dedramatisierung der Kastrationsangst, weil die von Phantasie durchsetzte Interpretation dieser Merkmale nicht durch eine realitätsangepaßte Interpretation ersetzt werden konnte. Beim ödipalen Knaben verband sich die Vorstellung des Penis mit der befürchteten Aggression des Vaters und behielt dauernd die Qualität eines Streitpenis. Sexuelle Aktivität wird dann zur Kanalisation aggressiver Impulse verwendet und dient fast ausschließlich einem phantasierten Machtzuwachs in sexuellen und gesellschaftlichen Belangen. Beim ödipalen Mädchen erfahren die weiblichen Geschlechtsmerkmale durch die phallische illusionäre Verarbeitung etwas mächtig Aufsaugendes und Verschlingendes, was sich dauernd in das Verhalten der später lesbischen Frau einmischt und, wie beim Mann, einem phantasierten Machtzuwachs in sexuellen und gesellschaftlichen Belangen dient.

Das Verhalten dieser Menschen ist gestört. Sie neigen zu rücksichtslosen und erpresserischen sexuellen Beziehungen und verachten ihre Sexualpartner. Es scheint, daß sich aus diesem neurotischen Typus ganz bestimmte männliche und weibliche Prostituierte rekrutieren, die im Verhalten zu ihren Sexualpartnern gleichsam Ausbeutungsverhältnisse unserer Gesellschaft karikiert ausagieren.

Betrachtungen zu Vorgängen in der Pubertät und im Erwachsenenalter

Die Entdeckung des Januskopfes mit den zwei Gesichtern der elterlichen Figuren, die den ödipalen Konflikt auf seinem Höhepunkt dedramatisiert und damit beendet, verblaßt während der Latenzzeit zusammen mit der infantilen Triebhaftigkeit. In der Pubertät gewinnt die Sexualität einen mächtigen Auftrieb und äußert sich in der homosexuellen Objektwahl, die in einem offensichtlichen Widerspruch zu den moralischen Forderungen der herrschenden gesellschaftlichen Verhältnissen steht. Die Homosexuellen können sich in ihrer Umgebung zunächst nicht zurechtfinden. Für sie ist auch kein Platz vorgesehen. Sie werden unmerklich isoliert und diskriminiert und fühlen sich in ihrer Selbsteinschätzung entsprechend gestört. Oft werden sie verletzlich, labil und ängstlich. Die Auseinandersetzungen, in denen sie stehen, beziehen sich auf das »Coming out« der Homosexualität. (Dannecker und Reiche 1974, S. 23 ff, 67 ff, 331) Das »Coming out« stellt einen Prozeß dar, in welchem sich die Homosexuellen bewußt als solche erkennen und zu erkennen geben. Es zeigt sich dabei, ob und wieweit die direkte Konfrontation der Homosexualität, einerseits mit dem verinnerlichten Bild der eigenen Person und andererseits mit der gesellschaftlichen Wirklichkeit, möglich oder eben nicht möglich ist.

Die größten Belastungen, denen Homosexuelle ausgesetzt sind, gehen von der Gesellschaft aus, in der sie leben. Die Verhältnisse, die sich hier zeigen, sind nicht einfach zu überblicken und lassen sich jedenfalls nicht allein mit der Diskriminierung erklären, die die Homosexuellen durch die Gesellschaft erfahren. Überall dort, wo Homosexualität rigoros unterdrückt und verboten wird, bestehen soziale Verhältnisse, in welchen das Leben des einzelnen in besonderem Maße der gesellschaftlichen Kontrolle unterworfen ist. Die dort herrschende Angst vor Homosexualität ist an der heftigen Abwehr derselben zu erkennen. Sie geht auf Über-Ich-Inhalte zurück, die die Triebhaftigkeit an sich als etwas Gefährliches zurückweisen. Ähnliche Ängste veranlassen aber auch weite Kreise der weißen Bevölkerung der Vereinigten Staaten, das Negerproblem so zu interpretieren, als läge die Gefahr einer haltlosen sexuellen Triebhaftigkeit dieser Menschen vor, die in Wirklichkeit um ihre soziale Gleichberechtigung kämpfen. Ebenso absurd sind die Ängste vor Homosexualität überall dort, wo Interessen einzelner einem höheren sozialen Ziel untergeordnet werden, wo also bestimmte Ziele in Gruppen wirksamer erreicht werden, als dies durch die Einzelinitiative im Konkurrenzkampf zu erwarten wäre. Neben allen militärischen Organisationen gehören Schulbetriebe, Jugendorganisationen, Vereine, Clubs, Gewerkschaften, Berufsverbände und vieles mehr zu den Institutionen, in denen die Homosexualität so unlösbare Probleme stellt, daß sie verleugnet, ausgemerzt, verboten oder durch Feindseligkeit und Diskriminierung unterdrückt wird. Die weltweiten stereotypen Abwehrreaktionen gegen Homosexualität wirken sich so aus, als ob die vermutete Triebhaftigkeit der Homosexuellen im Sinne eines gesellschaftlich nicht mehr zulässigen Autonomiezuwachses gefürchtet werden müßte. Diese unbewußte Interpretation der »homosexuellen Gefahr« ist in bezug auf die realen gesellschaftlichen Auswirkungen absurd. In bezug auf die innerpsychische Funktion jedoch, die die Homosexualität für das Liebesleben der Homosexuellen hat, ist sie intuitiv zutreffend. Diese Verhältnisse sind für die Homosexuellen verwirrend, denn die Gesellschaft, in der sie gewöhnlich leben, unterschiebt ihnen eine Geschlechtsrolle, die sie gar nicht haben, nämlich die eines haltlosen triebhaften Zwitters. Dabei sind sie keineswegs triebhafter als Heterosexuelle und auch nicht haltloser als diese. Ihre Geschlechtsrolle ist definiert, wenn auch anders als bei den Heterosexuellen. Sie für sich selbst zu definieren, auszubilden und aufrechtzuerhalten, stellt für erwachsene Homosexuelle das Hauptproblem dar und ist die wichtigste Auseinandersetzung mit der Gesellschaft. Dabei handelt es sich um einen Bewußtseinsprozeß, der die dritte Weichenstellung in der Entwicklung zur Homosexualität darstellt.

Die Geschlechtsrolle des Erwachsenen entwickelt sich aus dem ödipalen Erbe. Bei Heterosexuellen sind die Erwartungen, die von der Gesellschaft ausgehen, und das Bild, welches der einzelne von seiner Rolle als Mann oder als Frau ausbildet, im allgemeinen übereinstimmend. Der Unterschied der anatomischen Geschlechtsmerkmale rationalisiert die Verhaltens- und Erlebnismuster, die von polaren Gegensätzen bestimmt sind und die Unterschiede zwischen Mann und Frau in allen Belangen hervorheben. Die Geschlechtsrolle der Homosexuellen ist anders definiert. Das Bild, welches der Homosexuelle von seiner Männlichkeit oder die lesbische Frau von ihrer Weiblichkeit ausbildet, ist von alternierend auftretenden und auswechselbaren Verhaltens- und Erlebnismustern bestimmt, die nicht den Gegensatz zwischen Mann und Frau hervorheben, sondern Autonomie und Unabhängigkeit im Sexualleben vermitteln. Der Heterosexuelle strebt auch nach Autonomie und Unabhängigkeit in seinem Sexualleben, aber erst in zweiter Linie. Voraussetzung für ihn ist, sich als Mann oder als Frau zu bestätigen. Homosexuelle wollen sich auch als Mann oder als Frau bestätigen, aber erst in zweiter Linie. Voraussetzung für sie ist, sich sexuell autonom und unabhängig zu wissen.

Es liegt den Homosexuellen viel daran, nicht realitätsfremd und unangepaßt zu erscheinen. Sie müssen und wollen sich deshalb anpassen. Damit unterliegen sie dem gesellschaftlichen Zwang, alle sozialen und gesellschaftlich wirksamen Belange nach dem Muster polarer Gegensatzpaare zu interpretieren. Dabei droht ihnen die Gefahr, auch ihr Liebesleben nach diesen Gesichtspunkten zu orientieren. Geraten sie in diese Fallstricke, wird das alternierende Rollenspiel im Sexualverhalten so beeinträchtigt, daß ihre Liebesfähigkeit gestört ist.

Viele an sich gesunde Homosexuelle weichen dem Druck dieser gesellschaftlichen Normen aus. Das geschieht hauptsächlich in zwei Richtungen, die auch anzeigen, in welcher Richtung sich neurotische Störungen entwickeln können.

Der eine Ausweg liegt darin, daß sie sich nicht mehr eingehend auf einen Partner einlassen können, weil zahlreiche gesellschaftlich bedeutsame Eigenschaften, wie berufliche Stellung, gesellschaftlicher Einfluß, Vermögensverhältnisse, Ansehen, Macht etc., polare Gegensätze in unerträglichem Maße heraufbeschwören. Dadurch werden heftige Aggressionen in der Beziehung zum Partner ausgelöst. Die Homosexuellen weichen oft einer solchen Entwicklung aus und beginnen in der Anonymität sexuelle Befriedigung mit Partnern zu suchen, die ebenso anonym bleiben wie sie. Die dadurch entstehende Verzerrung ihres Liebeslebens – eine Verzerrung infolge des gesellschaftlichen Drucks und nicht infolge einer primär bedingten infantilen Regression – führt zu einem immer häufigeren Partnerwechsel und zu immer flüchtigeren Beziehungen. Das ist zumindest einer der Gründe für die Promiskuität in der homosexuellen Subkultur.

Der andere Ausweg, den viele an sich gesunde Homosexuelle wählen, ist die Zuflucht zu bestimmten Familienangehörigen. Der homosexuelle Mann lebt dann bei seiner Mutter oder Schwester, die lesbische Frau bei ihrem Vater oder Bruder. Obschon diese Familienmitglieder durch die Homosexualität ihres Kindes oder Geschwisters meistens befremdet sind, liegen zärtliche Bindungen im Hintergrund bereit, die den Druck gesellschaftlicher Normen mäßigen. Die Annahme der klassischen Theorie, daß gerade dieser Rückzug der Homosexuellen auf ihre Kleinfamilie die Fixierung inzestuöser Beziehungen beweise, wird durch die psychoanalytische Erfahrung in der Praxis oft widerlegt. Die Annahme kann zwar zutreffen, wenn eine schwere neurotische Entwicklung vorliegt. In vielen Fällen ist sie aber eine Unterstellung. Es zeigt sich nämlich, daß relativ gesunde Homosexuelle ihre Familienangehörigen konfliktfrei verlassen können, wenn es gelingt, im analytischen Deutungsprozeß den unbewußten Druck gesellschaftlicher Verhaltensmuster aufzudecken und durchzuarbeiten. Dadurch wird eine Umstellung und Neuorientierung möglich, die dazu führt, daß sich die Homosexuellen dann sozial angepaßt verhalten und ihr Liebesleben trotzdem autonom gestalten.

Man könnte annehmen, daß die innerpsychische Disposition Homosexueller, flexibel von einem Rollenverhalten in ein anderes überzugehen, nicht nur in ihrem Sexualleben, sondern ganz allgemein auch in ihrer Einstellung zur Gesellschaft zum Ausdruck käme. Daraus ließe sich eine gesellschaftskritische Einstellung ableiten, die über die Bemühungen hinausgehen würde, gleichberechtigt und anerkannt zu sein, und die eine Auflehnung gegen die Starrheit und die Zwänge gesellschaftlicher Strukturen zur Folge hätte. Obschon es bemerkenswerte Ausnahmen gibt, ist die große Mehrzahl der Homosexuellen jedoch weder gesellschaftskritisch noch politisch interessiert. Auch wo die Homosexuellen als geschlossene Gruppen in den Institutionen ihrer Subkultur in Erscheinung treten, stellen sie keine Gefahr für die Gesellschaft dar. Von ihnen ging bisher keine revolutionäre Brisanz aus. In ihren Institutionen kopieren und imitieren sie gewöhnlich die bürgerlichen Verhaltensmuster und neigen dazu, sich selbst als Objekt der Konsumgesellschaft zu verstehen.

Wenn man betrachtet, in welchen Ländern eine homosexuelle Subkultur besteht und in welchen nicht, könnte man meinen, daß eine privatwirtschaftliche kapitalistische Gesellschaft den besten Nährboden für die Verbreitung der Homosexualität darstellt. Obschon diese These eine verständliche Erklärung für die rigorose Unterdrückung der Homosexualität in der Sowjetunion, Kuba und China zu liefern scheint, muß ihr entschieden entgegengetreten werden. Sie ist nur Ausdruck einer Rationalisierung. Dort, wo Homosexualität mit Todesstrafe (Libyen, Argentinien) oder mit Konzentrationslager (Kuba) bestraft oder kurzerhand negiert und als nicht existent (China) deklariert wird, und dort, wo Homosexualität toleriert und in eine ghettoartige Subkultur abgedrängt und entnervt wird, ist eine untergründige Bedrohung, die von der Homosexualität ausgeht, die Ursache dieser direkten und indirekten repressiven Maßnahmen. Die schwer faßbare Bedrohung geht von der latenten, potentiell bereitliegenden Auflehnung aus, die sich bei Homosexuellen immer dann manifestiert, wenn sie sich in ihrem Bedürfnis nach Autonomie eingeschränkt fühlen. Dieses Bedürfnis ist so eng mit ihrer Sexualorganisation verknüpft, daß bereits eine Einschränkung, die andere in ihrer Liebesfähigkeit noch lange nicht behindert, bei Homosexuellen unvorhersehbare Reaktionen auslösen kann. Würden die Homosexuellen als eine homogene Gruppe auftreten, wirkten sie so, als würden sie einen gefährlich hohen Grad von Autonomie verkörpern, so daß ein Funke genügte, der von ihrer Sexualorganisation auf die Umgebung überspränge, um das Pulverfaß gestauter Aggressionen in der jeweils herrschenden Gesellschaft zur Explosion zu bringen. Unbewußt wirken sie vielleicht so, aber sie wissen es nicht. Die potentielle Bedrohung bleibt Illusion. Sie wirkt auf die Homosexuellen zurück, die oft von Verfolgungsängsten und paranoischen Befürchtungen geplagt sind. Es bedarf eines weittragenden Prozesses, um die Angst bewußt zu machen, die daher kommt, daß die Umgebung sie als Gefahr erlebt. Wenn es dem einzelnen oder ganzen Gruppen gelänge, dieses Bewußtsein auszubilden, wäre wahrscheinlich nicht eine Umformung der Gesellschaft, sondern ein besseres Selbstverständnis der Homosexuellen zu erwarten, wodurch der Einfluß, den sie auf ihre Umgebung ausüben, in vieler Hinsicht revolutionärer wäre, als es vielleicht den Anschein hat.

Die neurotischen Störungen bei einer Entwicklung zur Homosexualität und Richtlinien zu ihrer psychotherapeutischen Beeinflussung

Man kann eigentlich nur dann von einer psychosexuellen Entwicklung zur Homosexualität sprechen, wenn die Weichenstellungen an den drei Stationen, die ich beschrieben habe, erfolgt sind und das, was für Homosexuelle charakteristisch ist, strukturell in ihrer Persönlichkeit integriert ist. Wie ich mehrmals betont habe, kann die so leicht faßbare gleichgeschlechtliche Objektwahl nicht mit der dafür verantwortlichen Persönlichkeitsstruktur gleichgesetzt werden. Charakteristisch sind vielmehr die beschriebenen, konfliktfrei integrierten, alternierend auswechselbaren psychosexuellen Erlebnisweisen, die lustbetont in das eine oder andere Rollenverhalten übergehen. Ich habe auch darauf hingewiesen, daß diese Flexibilität und Elastizität eine innerpsychische Disposition darstellt, die nicht auf alle Eigenschaften, insbesondere nicht auf die soziale Anpassung, ausgedehnt werden darf, sondern ganz spezifisch die Bedingungen der Erotisierung und der sexuellen Erlebniskapazität und -fähigkeit Homosexueller bestimmt. Die neurotischen Störungen, die bei einer Entwicklung zur Homosexualität auftreten können, weisen auf strukturelle Defekte, Verzerrungen, Hemmungen oder triebhaft überschießende Reaktionen hin, die diese sich allmählich entwickelnde innerpsychische Disposition mehr oder weniger entscheidend (reversibel oder irreversibel) in Mitleidenschaft ziehen. Es lassen sich drei Arten von schädigenden Einflüssen unterscheiden, die Homosexuelle krank machen können:

1. Wenn die präödipale Entwicklung mit der typischen Überhöhung der Bedeutung der Autoerotik und dem beschriebenen Funktionswandel nicht ausreichte, um die Kohärenz im narzißtischen Bereich abzurunden, bleiben eine Labilität und erhöhte Verletzlichkeit bestehen. Dies äußert sich in einer narzißtischen Störung.
2. Wenn auf dem Höhepunkt der ödipalen Phase die autoerotischen Aktivitäten des Kindes mit grob sexualisierten oder aggressiven Reaktionen der Eltern frustriert und gebrochen werden, wird gewöhnlich der Ödipuskomplex durch die Neubesetzung der Geschlechtsunterschiede nicht mehr dedramatisiert. Weil dann die Trennung der Vorstellung des Geschlechtsträgers von den Eigenschaften der Geschlechtsrolle nicht mehr erfolgen kann, ist die spätere homosexuelle Objektwahl tiefgreifend gestört.
3. Wenn beim »Coming out« der Homosexualität und später gesellschaftlich vorgezeichnete Verhaltens- und Erlebnisweisen das Liebesleben der Homosexuellen weitgehend bestimmen, entwickelt sich eine Intoleranz der eigenen Homosexualität gegenüber, die depressive Zustände mit autodestruktiven Tendenzen, psychosomatischen Störungen und aggressiv gefärbten Irritationen zur Folge hat.

Homosexuelle, die eine Beratung wünschen oder eine psychologische oder ärztliche Behandlung suchen, beanspruchen grundsätzlich vom Ratgebenden oder Therapeuten so viel Entgegenkommen, daß sie zunächst als Homosexuelle so gesund wie möglich und nicht so krank wie möglich beurteilt werden. Deshalb sollte jeder Ratgeber oder Therapeut davon ausgehen, die Krise, in der sich der Homosexuelle befindet, von der aktuellen Lebenssituation her zu verstehen und nicht umgekehrt die Triebschicksale der frühen Kindheit als Erklärung für die Störungen vorzeitig heranzuziehen. In unseren gesellschaftlichen und kulturellen Verhältnissen sind krisenhafte Entwicklungen Homosexueller in erster Linie und am häufigsten durch Auswirkungen der Auseinandersetzung mit der Gesellschaft, durch unbewältigte Konflikte in der Phase des »Coming out« und kränkende Rückschläge in den zwischenmenschlichen Beziehungen der aktuellen Lebenssituation bedingt. Leider ist es oft so, daß das Milieu der homosexuellen Subkultur die gesellschaftlich vorgezeichneten Verhaltens- und Erlebnismuster kopiert und dadurch die häufigsten Störungen, denen Homosexuelle ausgesetzt sind, noch verstärkt, statt sie zu mäßigen. Es gibt allerdings in einigen Ländern bemerkenswerte Ausnahmen.

In zweiter Linie und noch relativ häufig sind neurotische Störungen bei Homosexuellen auf den ödipalen Konflikt zurückzuführen.

In letzter Linie und relativ selten stehen bei Homosexuellen tiefe, narzißtische Defekte im Mittelpunkt ihrer Psychopathologie.

Homosexuelle mit krisenhaften Entwicklungen, die zu den zwei letztgenannten Gruppen zählen, sollten von Psychoanalytikern behandelt werden, während die große Gruppe der Erstgenannten auch durch nicht analytisch ausgebildete Therapeuten und Berater auf die Hintergründe ihrer Störungen hingewiesen und ermutigt werden können, zu dem zu stehen, was sie sind, ohne sich disqualifiziert, krank oder neurotischer als andere zu fühlen.

Für alle Berater, Ärzte, Psychotherapeuten und Psychoanalytiker ist es von entscheidender Bedeutung, dem Homosexuellen als einem Partner zu begegnen, der in seiner Art eine ebenso berechtigte und ernst zu nehmende psychosexuelle Entwicklung durchgemacht hat wie er selbst. Glaubt aber ein Berater, ein Arzt, ein Psychotherapeut oder ein Psychoanalytiker, Homosexuelle von ihrer Homosexualität »heilen« zu wollen oder sie sogar »heilen« zu können, mißbraucht er sein gesellschaftliches Prestige zu manipulatorischen Zwekken. Ist er von seiner Ansicht überzeugt und vermag er den Homosexuellen zu überzeugen, daß er »geheilt« werden kann, erliegt er deshalb einer Illusion, weil er die autonomen Funktionen des anderen durch den Einfluß, den er auf ihn nimmt, in schädigender Weise beeinträchtigt. Alle Menschen haben auf andere einen Einfluß. Nicht diese Eigenschaft ist es, die den Berater, Arzt, Psychotherapeuten oder Psychoanalytiker auszeichnet.

Berater und Therapeuten können nur dann Homosexuellen helfen, wenn sie die Ursachen der Schwierigkeiten verstehen und aufzeigen. Wenn ihnen das gelingt, kann sich der Homosexuelle erstmals oder wieder sein Liebesleben so gestalten, wie es ihm und nicht wie es dem Berater oder Psychotherapeuten entspricht. Die Theorie der psychoanalytischen Technik beschreibt für diese Arbeit eine Reihe von Konzepten, die dem Analytiker helfen, den Fallstrikken zu entgehen, die einen analytischen Prozeß mit einem homosexuellen Analysanden blockieren. (Morgenthaler 1978)

Für die Orientierung in Beratung und Therapie fallen Einzelheiten, die die technischen Konzepte der Psychoanalyse näher umschreiben, möglicherweise weniger ins Gewicht als die Tatsache, daß zahlreiche Ausformungen homosexueller Erlebnisweisen und homosexueller Aktivitäten mit neurotischen Störungen von Menschen einhergehen können, die keineswegs zu den Homosexuellen zu zählen sind, weil sie nicht eine Entwicklung zur Homosexualität durchlaufen haben. Scheitert beispielsweise eine ödipale Entwicklung bei einem Heterosexuellen, können regressive Prozesse zu einer Übersetzung autoerotischer Positionen führen, die zu zwanghaften homosexuellen Phantasien oder Handlungen Anlaß geben und quälend empfunden werden. Solche Entwicklungen können die Reaktivierung autoerotischer Strebungen in verschiedenen Phasen der Libidoentwicklung dazu benützen, homosexuelle Neigungen als Überbrückungsmodalitäten einzusetzen. Die meisten Formen latenter Homosexualität bei Heterosexuellen reihen sich hier ein und sind durch psychoanalytische Aufarbeitung beeinflußbar. Sie können beeinflußt werden, weil es sich um Symptome handelt und weil sie mit einer Entwicklung zur Homosexualität wenig zu tun haben. Umgekehrt gibt es bei Homosexuellen Entwicklungen, die aus neurotischen Gründen heterosexuelle Phantasien und Aktivitäten erzwingen, die sehr quälend erlebt werden, weil sie aus einer anal-retentiven Erlebnisweise stammen. Diese neurotischen Störungen können in einer psychoanalytischen Behandlung auch beeinflußt werden.

Homosexuelle Neigungen treten zudem bei fast allen Perversionen sekundär in Erscheinung. Es handelt sich dann um Vorgänge, die der Perverse so erlebt, daß er, durch Steigerung autoerotischer Besetzungen, am Vorbild der eigenen Person zu einer Objektbeziehung vorstößt, die sich nicht nur an unbelebten Objekten darstellt. Das gilt in erster Linie für eine Gruppe, die häufig mit den Homosexuellen gleichgesetzt wird. Es handelt sich um die Sadomasochisten, die eine besondere Vorliebe für Leder, Eisenringe und Stahlgürtel haben und die ihre Perversion mit homosexuellen Praktiken ausleben. Auch Fetischisten, Transvestiten und andere Perverse benützen homosexuelle Aktivitäten, um ihrer Perversion einen lebendigeren Glanz zu verleihen, als es sonst der Fall wäre.

Im ganzen gesehen sind die Verhältnisse, die ich bei der Entwicklung zur Homosexualität beschrieben habe und wie sie sich von der Entwicklung zur Heterosexualität abgrenzen, nie so scharf gezeichnet und einseitig. Sexuelle Aktivität und Partnerwahl sind in keiner Weise so ausschließlich auf die eine oder andere Praxis gerichtet, wie es im allgemeinen vertreten wird. Es gibt Männer, die nicht homosexuell sind, aber vorzugsweise Bindungen an homosexuelle Frauen ausbilden und umgekehrt. Es gibt relativ viele Homosexuelle, die auch heterosexuelle Beziehungen eingehen. Weil das bekannt ist, spricht man in solchen Fällen gerne von Bisexualität. Dieser Begriff verschleiert bloß die Unhaltbarkeit aller Polarisationen auf dem Gebiet der Sexualität. Es gibt im Grunde weder

Hetero- noch Homo- noch Bisexualität. Es gibt nur Sexualität, die entlang sehr variationsreicher Entwicklungslinien schließlich ihre, für jeden einzelnen spezifische Ausdrucksform findet.

Sexualität und Psychoanalyse

Das Sexuelle ist die Triebhaftigkeit, die sich in Triebregungen äußert. Triebregungen – ihrer Natur nach unbestimmbar – folgen dem »Primärprozeß«, der von der Psychoanalyse zurecht dem Es zugeordnet wird. Freud, der von der Unfaßbarkeit des Es zutiefst überzeugt war, verwendet in seiner Darstellung metaphorische Umschreibungen.

»Das Es ist der dunkle, unzugängliche Teil unserer Persönlichkeit; das wenige, was wir von ihm wissen, haben wir durch das Studium der Traumarbeit und der neurotischen Symptombildung erfahren und das meiste davon läßt sich nur als Gegensatz zum Ich beschreiben. Wir nähern uns dem Es mit Vergleichen, nennen es ein Chaos; einen Kessel voll brodelnder Erregungen... Von den Trieben her erfüllt es sich mit Energie, aber es hat keine Organisation, bringt keinen Gegenwillen auf, nur das Bestreben, den Triebbedürfnissen unter Einhaltung des Lustprinzips Befriedigung zu verschaffen. Für die Vorgänge im Es gelten die logischen Denkprozesse nicht, vor allem nicht der Satz des Widerspruchs. Gegensätzliche Regungen bestehen nebeneinander, ohne einander aufzuheben oder sich voneinander abzuziehen, höchstens, daß sie unter dem herrschenden ökonomischen Zwang zur Abfuhr der Energie zu Kompromißbildungen zusammentreten... Im Es findet sich nichts, was der Zeitvorstellung entspricht, keine Anerkennung eines zeitlichen Ablaufs... Selbstverständlich kennt das Es keine Wertungen, kein Gut und Böse, keine Moral. Das ökonomische oder, wenn Sie wollen, quantitative Moment, mit dem Lustprinzip innig verknüpft, beherrscht alle Vorgänge. Triebbesetzungen, die nach Abfuhr verlangen, das, meinen wir, sei alles im Es. Es scheint sogar, daß sich die Energie dieser Triebregungen in einem anderen Zustand befindet, als in den anderen seelischen Bezirken, weit leichter beweglich und abfuhrfähig ist, denn sonst würden nicht jene Verschiebungen und Verdichtungen vorfallen, die für das Es charakteristisch sind und die so vollkommen von der Qualität des Besetzten – im Ich würden wir es eine Vorstellung nennen – absehen«. (Freud 1932, S. 80f.)

Aus diesem Text von Freud geht hervor, wie schwierig es ist, sich auf das Es einzulassen. Er verwendet Vergleiche, die der Herrschende benutzt, um die schwer zu Beherrschenden zu beschreiben. Daß die Triebregungen im Es durch nichts zu fassen sind, beschreibt Freud sehr eindrücklich, wenn er sagt, »daß sich die Energie dieser Triebregungen in einem anderen Zustand befindet als in den anderen seelischen Bezirken.« Die Schwierigkeit, sich auf das Es einzulassen, hängt vor allem damit zusammen, daß die Ungerichtetheit der primärprozeßhaften Triebregungen unserem Bedürfnis logisch zu denken widerspricht. Halten wir daran fest, daß die Triebregungen im Es wegen ihrer Ungerichtetheit nicht zu fassen sind, zeigen sich im zitierten Text Widersprüche dahingehend, daß den Triebregungen im Es bestimmte Zielsetzungen, Vorstellungsinhalte und faßbare psychische Vorgänge zugeordnet werden, wenn sie auch in jedem Fall unbewußt sind. Wenn Freud sagt, daß das Es das Bestreben habe, den Triebbedürfnissen unter Einhaltung des Lustprinzips Befriedigung zu verschaffen, spricht er den dem Es zugehörigen Triebregungen eine Zielsetzung zu, nämlich die der Befolgung des Lustprinzips. Ich bin der Auffassung, daß es konsequenter wäre zu sagen, daß die Vorgänge des Primärprozesses im Ich oder seinen Vorstufen zunächst in der Verfolgung des Lustprinzips Gestalt annehmen. Die Verfolgung eines Prinzips, sei es das Realitäts- oder das Lustprinzip, kann nur von einem anderen seelischen Bezirk, also vom Ich oder seinen Vorstufen ausgehen, doch niemals vom Es, denn innerhalb des Primärprozesses gibt es nur eine ungerichtete potentielle Dynamik. Ich schließe daraus, daß die Schwierigkeit, sich dem Es anzunähern, immer wieder dazu führt, Vorgänge, die das Ich unter dem Einfluß des Primärprozesses entwickelt, gleichsam projektiv ins Es zu verlegen. Das scheint mir auch dann der Fall zu sein, wenn Freud annimmt, gegensätzliche Regungen würden im Es, unter dem herrschenden ökonomischen Zwang zur Abfuhr der Energie, zu Kompromißbildungen zusammentreten. Ich meine, gegensätzliche Regungen kann es im Es nicht geben und Kompromißbildungen können nur im Ich entstehen. Ein Gleiches gilt auch für die Verschiebungen und Verdichtungen.

Sprechen wir vom Sexuellen, im Gegensatz zur organisierten Sexualität, so meinen wir damit die Triebhaftigkeit im Es, also ein energetisches Potential, das dem Erleben ganz allgemein etwas Dranghaftes verleiht. Die Triebregungen sind ungerichtet, ziellos, zeitlos, unkonditioniert und vor allem unbewußt. Das einzige, was wir über sie aussagen können, betrifft ihre Tendenz. Die Tendenz der Triebregungen ist Bewegung, die in der Emotionalität sichtbar und spürbar wird. Die triebhafte Bewegung des Primärprozesses schwingt mit seinem emotionalen Gehalt in allem mit, was wir tun, in jeder Geste, in jedem Gedanken, in allem, was wir vermitteln und war wir erleben. Nur das läßt uns lebendig erscheinen. Auch in dem Augenblick, in dem Sie diesen Text lesen, ist der primärprozeßhafte Hintergrund für das, was ich mitteilen will, ebenso wichtig wie der schriftlich faßbare Inhalt.

Die Psychoanalyse hat diese Verhältnisse frühzeitig entdeckt, beschreibt sie aber nicht als Ausdruck des Sexuellen, sondern als das, was sie Übertragung nennt. Immer wenn sich eine Übertragung entwickelt, sind primärprozeßhafte Vorgänge auf beiden Seiten im Spiel, die man spürt, aber allzuleicht übersieht. Wir können aber sagen, daß sich das Sexuelle in der Übertragung in einer bereits organisierten Form, den erotischen Besetzungen, zeigt, aber auch in einer bestimmten Wahrnehmungsweise zum Ausdruck kommt. Diese Wahrnehmungsweise ist triebhaft im Sinne des Primärprozesses und bezieht sich auf die emotionale Bewegung, in der sich beide Partner der analytischen Beziehung befinden. Sie ist unbewußt und unterscheidet sich von der bewußten Wahrnehmung, die sich auf das Erfaßbare, das Erlernbare und Verstehbare bezieht und die alle Hilfsmittel benützt, die im logischen Denken, in Sprache und Schrift, in der präzisen Beobachtung und Interpretation zur Verfügung stehen.

Von den zwei Wahrnehmungsweisen stützt sich die Psychoanalyse, wie die Wissenschaften ganz allgemein, auf die eine als Prinzip und stellt die andere, als etwas schwer Faßbares und in gewissem Sinne Anrüchiges, in den Hintergrund. Man kann eben schwer davon absehen, daß man selber dauernd dem Primärprozeß ausgesetzt ist. Um die eigene Wirklichkeit und die der anderen wahrzunehmen, brauchen wir immer beide Wahrnehmungsmodalitäten. Die Psychoanalyse unterschätzt diese Verhältnisse nicht. Sie stellt die primärprozeßhafte Wahrnehmung in der Entwicklung der Übertragung und der Gegenübertragung an ihren richtigen Platz, spricht dann aber von Intuition, Empathie, freischwebender Aufmerksamkeit, Kreativität und Erfahrung der persönlichen Analyse des Analytikers, als ob es diese Eigenschaften oder Eigenarten wären, die die primärprozeßhafte Wahrnehmungsfähigkeit begünstigten. Meiner Auffassung nach sind diese Begriffe viel zu eng gefaßt. Alle Menschen sind intuitiv, empathisch, miterlebend, und alle verfügen über kreative Kräfte. Es stellt sich nicht die Frage, welche intuitiven, empathischen, kreativen Kräfte ein Mensch entwickeln muß, um fähig zu sein, der primärprozeßhaften Wahrnehmungsweise zu folgen. Jeder Mensch folgt ihr. In unserem Kulturbereich wird sie scheinbar harmonisch in das Gefüge der sekundärprozeßhaften Wahrnehmung eingebaut. Der Preis dafür aber ist, daß die Disharmonie, die zwischen Primär- und Sekundärprozeß besteht, unbewußt gemacht werden muß. Damit bleibt aber auch die triebhaft sexuelle Nähe, die jeder zwischenmenschlichen Kontaktaufnahme und Beziehung innewohnt, unbewußt.

Ich will an einem Beispiel, das aus unserer ethnopsychoanalytischen Forschungstätigkeit (vgl. Parin et al. 1963) stammt, zeigen, wie sich diese Disharmonie äußern kann.

Die primärprozeßhafte emotionale Disponibilität ist für die Gestimmtheit des Individuums verantwortlich. Sie ist humanspezifisch und unabhängig vom sozialen und kulturellen Hintergrund und daher unmittelbar wahrzunehmen und verständlich. Ganz anders ist es mit der momentanen Stimmung. Diese ist von Affekten bestimmt, die vom Ich eingesetzt und kontrolliert werden. Da die Ichorganisation und ihre Strukturen einem Entwicklungsprozeß folgen, der die sozialen und kulturellen Institutionen berücksichtigen muß, ist die Stimmung eines Menschen, beispielsweise aus einer fremden Kultur, keineswegs so evident wie seine Gestimmtheit.

Wir haben in Afrika und Papua Neu-Guinea während unserer ethnopsychoanalytischen Forschungen immer wieder folgende Erfahrung gemacht: In unserer emotionalen Gestimmtheit war uns unser Partner aus der fremden Kultur und wir ihm stets vertraut und transparent. Was aber unsere Affektlage den Objekten gegenüber und die Einstellung zu uns selbst und zu den angestrebten Zielen unserer Aktivität anbelangt, standen wir unserem Partner – und er uns – gegenüber oft wie vor einem Rätsel.

Das allgemein Verständliche und unmittelbar Wahrnehmbare im Anderen ist Ausdruck der primärprozeßhaften Triebregungen, die sich in der emotionalen Bewegung äußern. Das andere zeitweise Uneinfühlbare und Verwirrende ist die Folge der Vorgänge im Sekundärprozeß.

Um zu klären, was ich damit meine, wenn ich von der Disharmonie spreche, die zwischen Primär- und Sekundärprozeß besteht, muß ich mich dem Ich zuwenden, der Instanz der Psyche, die das Realitätsprinzip verkörpert und zwischen Innen- und Außenwelt vermittelt.

Das Ich steht unter dem Einfluß der Vorgänge des Primärprozesses. Diese Vorgänge nehmen im Ich Gestalt an, zunächst in der Verfolgung des Lustprinzips. Im Verlauf der Ich- und Libidoentwicklung wird der Einfluß des Primärprozesses organisiert und strukturiert. Die Triebregungen werden in bestimmte Bahnen gelenkt und äußern sich als Wünsche, die nach Befriedigung drängen. Forderungen nach Befriedigung unterliegen Bedingungen, haben Folgen, bewirken Abwehr. Zeitliche Abläufe, qualitative Wertungen und quantitative Maßstäbe kanalisieren im Ich die Vorgänge des Primärprozesses zu den Vorgängen des Sekundärprozesses. Die Vorgänge des Sekundärprozesses richten sich in erster Linie darauf, die Bewegung aufzufangen, die vom Primärprozeß ausgeht. Erst in zweiter Linie wird der Sekundärprozeß durch die Bildung entsprechender Vorstellungen auch in den Dienst des Realitätsprinzips gestellt.

Um deutlich zu machen, was ich damit meine, daß die Vorgänge des Sekundärprozesses sich in erster Linie darauf richten, die Bewegung aufzufangen, die vom Primärprozeß ausgeht, will ich den Vergleich mit einem Fahrzeug herbeiziehen, das in seiner Bauart wesentlich dadurch bestimmt ist, die zu erwartende Geschwindigkeit, die das Fahrzeug erreichen kann, aufzufangen. Vergleichen wir das Automobil und das Flugzeug unter diesem Gesichtspunkt, kommt es in erster Linie auf das Fahrgestell an, das bei beiden verschieden gebaut sein muß. Beim Automobil sind ein Chassis, eine Aufhängung der Räder mit Federung und Stoßdämpfern und eine Lenkgeometrie notwendig, um die zu erwartende Bewegung, in die das Fahrzeug gerät, kontrollieren und auffangen zu können. Beim Flugzeug werden aerodynamische Faktoren so wichtig, daß sich die ganze Konstruktion des Fahrgestells danach richten muß. Alles ist so berechnet, daß das Flugzeug bei der enormen Geschwindigkeit, die es erreicht, die Bewegung, in die es gerät, auffangen kann. Es handelt sich folglich um die formalen und strukturellen Gegebenheiten, die bei der Konstruktion maßgebend ins Gewicht fallen und die in einer direkten Beziehung zur Belastung stehen, die das Fahrzeug durch die Bewegung erfährt, in die es gerät.

Ähnlich verhält es sich auch mit der Funktion der sekundär-prozeßhaften Vorgänge. Es kommt in erster Linie auf ihre formalen und strukturellen Gegebenheiten an, die die Bewegung des Primärprozesses mit den ungerichteten Triebregungen des Es aufzufangen und unter Kontrolle zu halten haben. So wie bei den Fahrzeugen alle Karosserieteile erst sekundär und entsprechend den grundlegenden Strukturen entwickelt werden können, steht es auch mit den Vorstellungsinhalten jeder Art, ob bewußt oder unbewußt, die die formalen und strukturellen Faktoren des Sekundärprozesses verkleiden und als etwas illustrieren, das *scheinbar* harmonisch in das primärprozeßhafte emotionale Erleben einmündet.

Tatsächlich kann jedoch von einer Harmonie zwischen Primär- und Sekundärprozeß überhaupt nicht die Rede sein.

Der Vergleich mit den Fahrzeugen soll zeigen, daß die sekundäre Verkleidung durch Inneneinrichtungen und Karrosseriebestandteile dem Fahrer und den Passagieren den Eindruck vermittelt, sie könnten die Bewegung, in der sie sich befinden, ebensogut bewältigen und kontrollieren, als wenn sie sich ohne technische Mittel fortbewegen würden. In analoger Weise sind bewußte und unbewußte Vorstellungsinhalte jeder Art, aber auch das Bewußtwerden von Wünschen, Bedürfnissen und Abwehrmechanismen gegen dieselben jene Ausformungen des Sekundärprozesses, die uns den Eindruck vermitteln, die Vehemenz der primärprozeßhaften Triebe im Es könnte sich harmonisch mit unserem Erleben vereinbaren.

In Wirklichkeit ist der Primärprozeß in seiner Bewegung mit dem Sekundärprozeß und dessen starren, vielschichtigen

Organisationssystem unvereinbar. Der Widerspruch zwischen beiden ist unwiderlegbar. Die Disharmonie ist offensichtlich.

Der Primärprozeß ist in erster Linie durch die Ungerichtetheit der dem Es zugehörigen Triebregungen bestimmt, während der Sekundärprozeß alles Triebhafte in Bahnen lenkt, organisiert und nach anzustrebenden Zielsetzungen ausrichtet.

Sprechen wir von Sexualität im Gegensatz zum Sexuellen, handelt es sich um das, was der Sekundärprozeß aus den Triebregungen im Es gemacht hat.

Denn was heißt das, wenn wir vom Sexualtrieb, von den nach Befriedigung drängenden sexuellen Triebregungen, vom Sexualobjekt, das besetzt wird, sprechen? Ist das etwa Ausdruck der Triebhaftigkeit?

Ich meine, das kann es gar nicht sein, sondern darin stellt sich die Diktatur der Sexualität dar, die von Trieb- und Ichentwicklung mittels der Vorgänge des Sekundärprozesses aufgerichtet wird, um die Bewegung des Primärprozesses aufzufangen, in bestimmte kontrollierbare Bahnen zu lenken und durch Bedingungen einzuschränken.

Es besteht eine Disharmonie zwischen den primärprozeßhaften Triebregungen und der sexuellen Diktatur, die den Unterschied zwischen dem, was wir das Sexuelle, und dem, was wir Sexualität nennen, ausmacht.

Die Sexualität mit all ihren Ausformungen ist das Ergebnis eines komplizierten vielschichtigen Sekundärprozesses, dem sich die Triebe in dem Maße unterordnen, als sie sich direkt sexuell äußern. Das Potential der Triebe, die sich der sekundärprozeßhaften Kanalisierung entziehen, bleibt dauernd freischwebend disponibel, um sich als emotionale Bewegung allen möglichen Ichfunktionen momentan und reversibel beizumischen.

Innerhalb der Libido- und Ichentwicklung kann man beobachten, wie die ersten Schritte der Organisation des Sexuellen erfolgen. Erogene Zonen werden libidinös besetzt, wobei bestimmte Ichfunktionen diesen Besetzungen festgelegte Bedeutungen verleihen. Die orale Besetzungsmodalität bedeutet zum Beispiel Einverleibung, die anale Festhalten und Loslassen, die phallische Schauen und Zeigen und sich bemächtigen. Diese Entwicklungsergebnisse sind die ersten sekundärprozeßhaften Organisationselemente und Strukturen, die die Sexualität von den primärprozeßhaften Triebregungen absondert.

Im Es werden gleichsam Triebregungen rekrutiert und zu ichgerechten Funktionen diszipliniert. Unter dem Taktschritt der Libido- und Ichentwicklung erlernen sie den Gewehrgriff der Wunschbildung, die nach Befriedigung drängt. Zielscheiben werden aufgerichtet, die anvisiert werden müssen. Das sind die Objekte, die von nun an mit der Energie der Triebe besetzt werden.

In unserer Gesellschaft steht das Individuum unter der Diktatur der sich immer vollkommener entwickelnden Sexualorganisation. Es ist einer Gesellschaft vergleichbar, die unter der Herrschaft beispielsweise einer Militärmacht steht. Im Körperbau und in der Biologie ist alles vorausgeplant. In der phallisch-narzißtischen Phase der Libidoentwicklung, wenn die eigenen Geschlechtsorgane erstmals hoch besetzt werden und die erste Liebesbeziehung des Kindes im Entstehen begriffen ist, erhält die Sexualität ihre dauernde Heimstätte im Zentrum des psychischen Lebensraumes. Diese Heimstätte sind die Geschlechtsorgane. So wie die Bevölkerung unter einer Militärmacht mehr oder weniger diszipliniert den Anforderungen derselben folgen muß, folgt das Individuum mehr oder weniger freiwillig den Bedingungen, die die Sexualorganisation bestimmt. Unsere ethnopsychoanalytischen Forschungen in Afrika und Melanesien haben gezeigt, daß sich die Diktatur der Sexualität für das emotionale Erleben des Individuums je nach den kulturell bedingten Sozialisationsprozessen spezifisch auswirkt. Je nach der Herrschaftsform einer Gesellschaft richtet sich auch das Verhältnis, in welchem das Ich zum Es steht, aus. Das hängt mit den Bedingungen zusammen, unter welchen sich der Sekundärprozeß in der frühen Kindheit schrittweise und mit epigenetischen Krisen alternierend ausbildet. Wie René Spitz (1965) und andere gezeigt haben, vermittelt die Mutter ihrem Kleinkind die gesellschaftsbedingten Haltungen und Einstellungen durch die Art und Weise, wie sie mit ihm umgeht. Dieser Einfluß bewirkt die jeweils kulturspezifische gesellschaftsadäquate Ausformung des Sekundärprozesses, der schrittweise und phasenspezifisch die primärprozeßhaften Triebregungen kanalisiert und organisiert.

Zwei Beispiele sollen noch zeigen, daß bei Völkern anderer Kulturen die Disharmonie zwischen den Vorgängen des Sekundärprozesses und den ungerichteten Triebregungen des Primärprozesses nicht die gleichen Formen annimmt wie in unserer Gesellschaft, für die der Vergleich der Diktatur der Sexualität mit der Diktatur einer Militär-Junta, wegen der Triebfeindlichkeit der Industriegesellschaften, berechtigt erscheint.

Mit diesem Vergleich will ich nicht behaupten, daß die Sexualität in unserem Leben nur diese Rolle spielt. Ich wähle absichtlich einen bestimmten Gesichtspunkt, von dem aus die Harmonie zwischen Trieb und Sexualität in Frage gestellt wird und der aufzeigen soll, daß die Beziehung zwischen Liebe und Sexualität keine einfache, gleichlaufende ist, sondern daß beide von Anfang an in einem gebrochenen Verhältnis zueinander stehen.

Liebe kann sich nur entwickeln, wenn die primärprozeßhaften Triebregungen offenen Zugang zur Sexualität haben. Das ist aus verschiedenen Gründen nicht selbstverständlich. Dadurch, daß sich der Sekundärprozeß an der Ich- und Libidoentwicklung organisiert und die Triebregungen in eine Diktatur der Sexualität ausbaut, entstehen Verhältnisse, in denen die primärprozeßhaften Triebregungen mehr oder weniger blockiert werden können. Der Sekundärprozeß produziert nämlich bei der Entwicklung der Sexualität eine Reihe von Organisatoren, von welchen ich zwei hervorheben will, weil sie in ihrer Wechselwirkung untereinander auf den Primärprozeß zurückwirken.

Der eine der Organisatoren ist der *Wiederholungszwang*, unter welchen die sexuelle Objektbesetzung gerät, was eine unmittelbare Folge der Kanalisierung primärprozeßhafter Triebregungen in sexuelle Objektbesetzungen darstellt.

Der andere betrifft die *Abhängigkeit vom Sexualobjekt*, die der Sekundärprozeß aus der infantilen Entwicklungsgeschichte des Individuums erzwingt.

Freud spricht vom unbewußten Wiederholungszwang, den er auf die konservative Natur der Triebe zurückführte. »Der Trieb wäre also ein dem belebten Organischen innewohnender Drang zur Wiederherstellung eines früheren Zustandes.« (Freud 1920 a, S. 38) In der »Neuen Folge der Vorlesungen zur Einführung in die Psychoanalyse« (1932, S. 114) erkennt Freud, daß sich der Wiederholungszwang selbst über das Lustprinzip hinwegsetzt und die Menschen dazu führen kann, ohne Korrektur in ihrem Leben immer die nämlichen Reaktionen zu ihrem Schaden zu wiederholen. Aus diesen Überlegungen ist Freud dann dazu gekommen, einen Todestrieb anzunehmen.

Die Entwicklung der psychoanalytischen Theorie hat bereits vor Jahrzehnten dazu geführt, die Annahme eines Todestriebes als irreführend und unfruchtbar abzulehnen. Ich erwähne diese Zusammenhänge hier bloß, um zu zeigen, daß es sich ganz offensichtlich um den Gesichtspunkt handelt, von dem man ausgeht, um ein bestimmtes psychisches Phänomen zu verstehen. Der Gesichtspunkt, den Freud in diesem Zusammenhang wählte, konnte nicht weiterführen. Welches war Freuds Gesichtspunkt?

Ich will Freud nochmals zitieren, um diese Frage zu beantworten. Er schrieb zwar nicht in dem erwähnten Zusammenhang, sondern bei der Betrachtung des Hungers und Durstes als Triebregungen: »Ein gutes Stück des verwirrenden Eindrucks kommt noch daher, daß wir nicht gesondert betrachtet haben, welche Veränderungen die ursprünglich dem Es angehörenden Triebregungen unter dem Einfluß des organisierten Ichs erfahren. Auf festerem Boden bewegen wir uns, wenn wir untersuchen, auf welche Weise das Triebleben der Sexualfunktion dient.« (ebd., S. 104)

Freuds Gesichtspunkt konzentrierte sich darauf, wie sich das Triebleben im Ich und damit in der Sexualität äußert. Die Psychoanalyse hat übrigens immer daran festgehalten, alles, was sich psychisch manifestiert, unter dem Gesichtspunkt des Sekundärprozesses zu verstehen. Das ist auch durchaus verständlich, denn unter dem Gesichtspunkt des Primärprozesses läßt sich keine rationale Theorie aufbauen.

Ich vertrete einen anderen Gesichtspunkt und stelle die Veränderung, die die Triebregungen unter dem Einfluß des organisierten Ich erfahren, in den Mittelpunkt meiner Betrachtung. Mit meiner Auffassung verlasse ich den Boden der Psychoanalyse nicht, sondern stelle bloß fest, daß die Definition des Triebes, als eines Drangs zur Wiederherstellung eines frühen Zustandes, nur für die im Seelenleben bereits organisierte sexuelle Triebhaftigkeit gelten kann und keineswegs für die Vorgänge des Primärprozesses, denn innerhalb der Vorgänge des Primärprozesses ist das Triebhafte identisch mit der Emotionalität. Dieses primärprozeßhafte Triebliche macht die Gestimmtheit des Individuums aus, ist freischwebende Vitalität. Das einzig Dranghafte an den Vorgängen des Primärprozesses ist das Lebendige, das aufrechterhalten wird und weitergehen soll. Von einem Wiederholungszwang und auch von der Befolgung eines Lustprinzips kann innerhalb der Vorgänge des Primärprozesses überhaupt nicht gesprochen werden, denn da gibt es weder Ziel noch Bedingungen noch Zeit. Das Merkmal des Primärprozesses ist seine Ungerichtetheit. Das Ungerichtete ist das, was antreibt, Neues zu finden. Ohne diesen Antrieb gäbe es, wie innerhalb des Sekundärprozesses, bloß Wiederholungen, und wo es bloß Wiederholungen gäbe, gäbe es keine Vergangenheit, gäbe es auch keine Geschichte. Das Ungerichtete des Primärprozesses ist das eigentlich Kreative im Leben. Der Wiederholungszwang ist immer Sache des Sekundärprozesses.

Die von den Entwicklungsprozessen der Ichorganisation rekrutierten und disziplinierten Triebregungen bleiben ihrer Natur nach trotz der auferlegten sekundärprozeßhaften Strukturierung dauernd primärprozeßhaft und drängen nach frei flottierender Ungerichtetheit. Ihre Aktivität als organisierte Sexualtriebe scheint dauernd wie erzwungen und verfehlt. Hat die Triebspannung ihr Ziel erreicht, steigt sie unmittelbar erneut an, um die Wiederherstellung des früheren, ursprünglichen Zustands anzustreben, jenes Zustandes nämlich, in welchem sich die Triebregungen im Primärprozeß befanden. Das Ansteigen der Triebspannung richtet sich darauf, den Sekundärprozeß der Sexualorganisation zu durchbrechen, was eigentlich nur dann gelingen kann, wenn die Ichstrukturen defizient sind, die sekundärprozeßhaften Bahnungen ihre Funktion einbüßen. Damit ist auch bereits darauf hingewiesen, daß ein solcher Durchbruch keineswegs wünschenswert wäre, sondern das Individuum in eine psychopathologische Situation brächte, in welcher es den Trieben hilflos ausgesetzt wäre.

Ich will nochmals betonen, daß der Gesichtspunkt, den ich wähle, davon ausgeht, die Veränderungen zu untersuchen, die die ursprünglich dem Es zugehörigen Triebregungen unter dem Einfluß des organisierten Ich erfahren. Dabei bin ich zu dem Schluß gekommen, daß der Wiederholungszwang der sexuellen Objektbesetzung durch die Diktatur der Sexualität hervorgerufen und von der Ichorganisation aufgerichtet wird.

Diese Diktatur der Sexualität ist das unausweichliche Ergebnis der Libido- und Ichentwicklung. Es handelt sich offensichtlich nicht darum, diese Diktatur zu beseitigen. Das Problem, welches sich aus der Disharmonie zwischen den primärprozeßhaften Triebregungen und der Diktatur der Sexualität ergibt – oder anders ausgedrückt, welches sich zwischen dem Sexuellen und der Sexualität abzeichnet –, liegt an anderer Stelle.

Die Abhängigkeit vom Sexualobjekt

Mit der Dranghaftigkeit der primärprozeßhaften Triebregungen könnten wir uns noch befreunden, denn es macht Spaß, es immer wieder zu treiben. Anders steht es mit dem Wiederholungszwang der sexuellen Besetzung, die bereits die Folge einer Abdrosselung der primärprozeßhaften, ungerichteten Triebregungen darstellt, die freien Zugang zur Sexualität haben müßten. Mit dem Auftreten eines Wiederholungszwanges der sexuellen Objektbesetzung treten leicht unüberwindbare Konflikte auf, weil die Sexualentwicklung, welcher Art sie auch sei, zwangsläufig die Abhängigkeit vom Sexualobjekt induziert.

Der Mensch kommt wie eine Frühgeburt zur Welt und bedarf, wie sonst kein Lebewesen in der Natur, über lange Jahre der Pflege und Fürsorge. Biologisch ist er von den Pflegepersonen in einem Maße abhängig, das sein ganzes Leben unter diesen Einfluß stellt. Im Verlauf der frühkindlichen Entwicklung findet die wichtigste sexuelle Objektbesetzung in der ödipalen Phase statt. Die sexuelle Objektbesetzung ist mit der elementaren Abhängigkeit von demjenigen Elternteil verknüpft, der Besetzung erfährt. Im Anschluß an die ödipale Phase tritt die Latenzzeit ein, wodurch eine Kollision der Abhängigkeit vom Sexualobjekt mit dem Wiederholungszwang der sexuellen Besetzung nicht eintritt. Mit der Überwindung des Ödipuskomplexes beschreibt die Psychoanalyse einen Prozeß, den ich unter dem von mir gewählten Gesichtspunkt so beschreiben kann, daß jene psychische Qualität vom gleichgeschlechtlichen Elternteil introjiziert wird, die dem Individuum fortan auferlegt, Sexualobjekte zu besetzen, die nicht identisch sein dürfen mit den Objekten, von denen das Kind unausweichlich und vital abhängig war. Das Inzesttabu, das in allen Kulturen respektiert wird, kann ich auch so verstehen, daß das Veto Geschlechtsbeziehungen betrifft, bei welchen der Wiederholungszwang der sexuellen Besetzung in einen Circulus vitiosus mit der Abhängigkeit vom Sexualobjekt gerät.

Der Circulus vitiosus und seine Verleugnung durch die psychoanalytische Theorie

Ich habe von einer Diktatur der Sexualität gesprochen, um das Erzwungene und Unfreiwillige hervorzuheben, das die Sexualorganisation mit den in sie eingebauten Triebschicksalen aus der Kindheit dem menschlichen Erleben auferlegt. Erst jetzt wird deutlich, daß das Erzwungene und Starre, das der Sexualität anhaftet, auf der tief verankerten Verknüpfung von sexueller Objektbesetzung mit der Abhängigkeit vom Sexualobjekt beruht, einem Prozeß, der dann zu einem Circulus vitiosus führt, wenn das Dranghafte zum Zwang und die Abhängigkeit zu einer Form von Hörigkeit oder Versklavung werden. Stellt sich dieser Circulus vitiosus ein, kommt es zu einer Ich-Einschränkung mit Verlust der autonomen Funktionen, weil die sexuelle Objektbesetzung nur mehr die Abhängigkeit vertieft und die Abhängigkeit vom Sexualobjekt die sexuelle Besetzung aktiviert. Die Starrheit der Verknüpfung von Besetzung und Abhängigkeit, die auf Fixierungen und regressiven Wiederholungen beruht, weist auf die triebeinschränkenden und triebhemmenden Funktionen des Sekundärprozesses hin, die die Vorgänge des Primärprozesses drosseln, einengen oder sogar blockieren können. Die emotionale Bewegung, die vom Primärprozeß ausgeht, hat den Sinn, die Sexualität, in welchem Stadium der Entwicklung sie sich auch befindet und welche definitive Form sie immer annimmt, mit der Liebesfähigkeit zu verbinden. Bin ich in meinem Sexualverhalten durch die sexuelle Diktatur, der ich mehr oder weniger erliege, gezwungen, durch den sich ausbildenden Circulus vitiosus in eine hörige Abhängigkeit vom Sexualobjekt zu geraten, kommt es zu einer Strangulation der Äußerungen meiner emotionalen Bewegung. Infolge der Intensität seiner Energie sprengt dann der Primärprozeß diese Strangulation, indem Aggressionen entstehen. So komme ich zu dem Schluß, daß das eigentliche Problem, welches sich in der Disharmonie zwischen dem Primärprozeß und dem Sekundärprozeß ergibt, eine Aggressionsproblematik darstellt.

Damit betrete ich das Feld der metapsychologisch begründeten Aggressionstheorie. Ich kann die Ansicht der psychoanalytischen Theorie nicht teilen, die einen eigentlichen Aggressionstrieb postuliert, der innerhalb des Es, des Primärprozesses, vorhanden sein soll. Mit dieser Auffassung wird wiederum etwas Qualitatives mit bestimmten Zielsetzungen in die Vorgänge des Primärprozesses eingeführt, das seiner Natur völlig fremd ist, denn die Triebregungen des Primärprozesses sind ungerichtet, ziellos, zeitlos und tief unbewußt. Der Primärprozeß ist durch die emotionale Bewegung charakterisiert, die freien Zugang zu allen Aktivitäten anstrebt. Wird dieser Zugang stranguliert und blockiert, äußern sich die ungerichteten primärprozeßhaften Triebregungen als aggressive Impulse. Die psychoanalytische Theorie (vgl. Rapaport 1967) hat den primärprozeßhaften Triebregungen die Qualität der Undifferenziertheit zugewiesen und die Vorgänge des Sekundärprozesses in Wechselwirkung mit den Prozessen von Reifung und Entwicklung für die Funktion der Differenzierung verantwortlich gemacht, so daß beispielsweise in der entwickelten Sexualorganisation die undifferenzierten Triebanteile des Es ihre ausgereifte, differenzierte Ausdrucksform erreichen würden. In dieser Annahme erübrigt es sich, eine Disharmonie zwischen Primärprozeß und Sekundärprozeß in Betracht zu ziehen.

Meiner Auffassung nach ist die psychoanalytische Theorie wegen der Verleugnung dieser Disharmonie mit dem sogenannten Aggressionstrieb in Verwirrung geraten. Das hängt damit zusammen, daß die Aggression im Gegensatz zur Sexualität keine Entwicklung kennt. Es gibt keine Aggressionsentwicklung, die der Libidoentwicklung entspräche. Es gibt auch keine Aggressionsorganisation, die der Sexualorganisation entspräche. Die eigentliche Heimstätte der Sexualität sind die Geschlechtsorgane und ihre Funktionen. Demgegenüber hat die Aggression keine Heimstätte und ist den Guerilleros vergleichbar: irgendwo verborgen, ohne feste Funktion und nirgends einheitlich zu fassen. Sie erscheint immer dann, wenn irgend etwas stranguliert wird. Die Aggression ist der andere Ausdruck des Primärprozesses, wenn sich die Verhältnisse im Ich so entwickeln, daß die emotionale Bewegung in irgendeiner Weise gehemmt und gestört wird.

Es stellt sich die Frage, unter welchen Bedingungen die emotionale Bewegung so gestört und gehemmt wird, daß im Liebesleben der beschriebene Circulus vitiosus entsteht, der die ungerichteten, primärprozeßhaften Triebregungen als Aggressionen wirksam werden läßt. Man kann auch fragen, unter welchen Bedingungen die emotionale Bewegung, die vom Primärprozeß ausgeht, die Sexualität mit der Liebesfähigkeit verbindet.

Wenn die psychoanalytische Theorie die Frage auch anders stellt, können die Erklärungen, die sie anbietet, etwa so formuliert werden:

Der Circulus vitiosus ist die Folge einer neurotischen Entwicklung mit Regressionen und Fixierungen, die dazu führt, daß der Ödipuskomplex nicht überwunden werden kann, falls nicht überhaupt schwere Störungen in der Ichentwicklung vorliegen. Die Verbindung von Sexualität und Liebesfähigkeit ergibt sich nach der Überwindung des Ödipuskomplexes und seinem Untergang, wobei die genitale Stufe der Libidoentwicklung erreicht wird. Sie ist also das Ergebnis eines Reifungs- und Entwicklungsprozesses.

Meiner Meinung nach ist diese Erklärung unzureichend,

weil damit der bestehenden Disharmonie nicht Rechnung getragen wird, die zwischen den ungerichteten, primärprozeßhaften Triebregungen und der sekundärprozeßhaften Organisation der Sexualität besteht. Es wäre dann so, als ob diese Disharmonie das Ergebnis einer neurotischen Entwicklung wäre und mit der Überwindung des Ödipuskomplexes und dem Erreichen des genitalen Primats gegenstandslos würde. Die psychoanalytische Theorie hat es immer unterlassen, die Veränderungen gesondert zu betrachten, die die Triebregungen im Es unter dem Einfluß des organisierten Ich erfahren, und sich damit begnügt, die primärprozeßhaften Triebregungen als undifferenziert zu betrachten, um dem Sekundärprozeß und seinen wechselseitigen Beziehungen zu Entwicklung und Reifung die Funktion der Differenzierung zuzuschreiben.

Ich teile diese Auffassung nicht und halte daran fest, daß Liebe und Sexualität von Anfang an in einem gebrochenen Verhältnis zueinander stehen.

Die Disharmonie zwischen Primär- und Sekundärprozeß im Erleben des Einzelnen und in der Gesellschaft

Es ist das Triebschicksal aller Menschen, eine Abhängigkeit vom Liebesobjekt zu entwickeln, wenn die sexuelle Objektbesetzung aufrechterhalten bleibt. Um der Entstehung eines Circulus vitiosus vorzubeugen, bilden sich unbewußt bestimmte Einstellungen und Haltungen aus.

1. Ich kann mich so einstellen, als spielte die Sexualität in meinem Leben eine nur untergeordnete Rolle. Ich verleugne das Sexuelle und erlebe die Vorgänge des Primärprozesses als etwas geistig Sublimes, das in alle meine Aktivitäten einfließt. Sexuelle Besetzungen und Erlebnisse betrachte ich als Begleiterscheinungen ohne zentrale Bedeutung. Bei dieser Einstellung werden beträchtliche Energien zur Bannung und Ruhigstellung der sexuellen Diktatur gebunden. Dadurch kann es zu einer Ich-Einschränkung kommen, die mich in meinen Handlungsmotivationen verunsichert und stört. Das wird sich erster Linie in meinen Liebesbeziehungen zeigen.

2. Ich kann die zentrale Bedeutung der Sexualität in allem,

was ich unternehme und erlebe, anerkennen, aber den Widerspruch, der zwischen den Vorgängen des Primärprozesses und der sexuellen Diktatur besteht, nicht wahrnehmen. Ich nehme die Triebhaftigkeit als etwas Beunruhigendes hin, als, wie Freud es ausdrückt, etwas Dämonisches. Es ist dann so, als ob die primärprozeßhaften Triebregungen die sexuelle Diktatur hervorriefen. Das Unbewußte der Triebhaftigkeit würde ich als etwas Primitives und Undifferenziertes erleben und würde allem, was sich ausdifferenziert und organisiert, eine beruhigende und absichernde Rolle zusprechen. In meinen Liebesbeziehungen wäre es dann wichtig, daß meine soziale Rolle in der Gesellschaft gesichert ist und daß ich, mit Hilfe der Institutionen, meine Liebesbeziehung in feste Bahnen lenke. Ich bemerke dabei kaum, daß die sich entwikkelnde Abhängigkeit von meinem Liebesobjekt allmählich und ganz diskret von einer Abhängigkeit meiner Rolle in der Gesellschaft und von bestimmten Institutionen abgelöst wird. Das Diktatorische liegt jetzt außerhalb meiner und bewirkt, oft fast unmerklich, etwas Disharmonisches in mir selbst. Liebe wird zur Gewohnheit und flacht ab, weil sich alles in festen Bahnen nur mehr wiederholt.

3. Es kann Phasen in meinem Leben geben, in welchen ich die Disharmonie, den Widerspruch zwischen meiner Sexualität und der emotionalen Bewegung, die sich ungerichtet allem Neuen zuwenden will, dauernd wahrnehme und als den eigentlichen Herd meiner Konfliktneigung erkenne. Ich bin dann immer wieder der Diktatur meiner Sexualität ausgeliefert und stehe in einem dauernden Kampf, meine Liebesbeziehungen so zu gestalten, daß sie weitergehen. Mein Leben verläuft dann oft dramatisch. Krisen, in denen ich starr und aggressiv bin, alternieren mit Phasen kreativer Höhepunkte.

Im Sexualleben des einzelnen wird dieser Circulus vitiosus am einfachsten dadurch vermieden, daß die sexuelle Objektbesetzung zurückgezogen oder abgewehrt wird. Eine andere Möglichkeit liegt darin, die Abhängigkeit vom sexuellen Inhalt zu befreien, indem man sie beispielsweise auf bestimmte Institutionen, in denen man lebt, verschiebt. Man fühlt sich dann nicht mehr vom Sexualobjekt abhängig, sondern von der sozialen Rolle, in die man durch die Aufrechterhaltung der sexuellen Besetzung kommt.

Beide Möglichkeiten werden im Lauf des Lebens immer wieder benützt und auch fallen gelassen. Es kann aber auch sein, daß sich eine bestimmte Möglichkeit als besonders wirksam und produktiv erweist, so daß über Jahrzehnte an ihr festgehalten wird. In jedem Fall haben diese Verhaltensweisen ihre Wurzeln in den frühkindlichen Erlebnissen der infantilen Sexualität mit ihren traumatischen Erfahrungen und den Triebschicksalen, die sich in der Sexualorganisation manifestieren.

Nicht nur der einzelne, auch jede Kultur hat bestimmte Möglichkeiten entwickelt, mit dem Circulus vitiosus umzugehen. Institutionen können diesen Circulus vitiosus als Motor für ihren eigenen Fortbestand einsetzen, ihn gleichsam einfrieren und konservieren, statt ihn aufzulösen. Unsere Gesellschaft beispielsweise hat Institutionen ausgebildet, die es dem Einzelnen ermöglichen, seine tief verwurzelte Abhängigkeit vom Sexualobjekt nach außen zu verlegen und seiner Nachkommenschaft zu delegieren. Die Abhängigkeit vom Sexualobjekt wird zu einer sozialen Abhängigkeit von seiner Geschlechtsrolle umgepolt. Die Ehe mit der gewöhnlich folgenden Gründung einer Kleinfamilie zwingt die Geschlechtspartner, sich Gesetzen zu unterwerfen, die die Abhängigkeit des einen vom anderen in einen schwer auflösbaren Dauerzustand umformen, der der Sexualität weitgehend entfremdet ist. In unserem Kulturbereich erkennen wir einen Prozeß, in dem die Abhängigkeit vom Sexualobjekt zu einem beträchtlichen Teil von einer Abhängigkeit vom Besitz abgelöst wird. Die Frau besitzt den Namen des Ehemannes und die Kinder. Der Mann besitzt die Familie und die Subsistenzmittel, die er beschafft. Nicht zu unterschätzen ist in dieser Konstellation die Tatsache, daß die Kinder mit ihrer existenziellen Abhängigkeit von beiden Elternfiguren die idealen Objekte sind, auf die die beiden Geschlechtspartner, der Mann und die Frau, ihre sexuelle Abhängigkeit voneinander delegieren. Auf diese Weise gelingt es bis zu einem gewissen Grad beiden, die sexuelle Besetzung aufrechtzuerhalten und die damit verknüpfte Abhängigkeit vom Sexualobjekt so zu entfremden, daß die primärprozeßhaften Triebregungen nicht blockiert werden. Sie zeigen sich dann vor allem in den emotionalen Äußerungen innerhalb des Familienverbandes.

Worauf es mir ankommt, ist zu zeigen, daß die Liebesbeziehung dann Symptomcharakter hat, wenn die dauerhafte Besetzung des Sexualobjekts nur unter der Bedingung möglich ist, daß die stets drohende Gefahr, vom Sexualobjekt abhängig zu werden, durch die Abstützung auf gesellschaftliche Institutionen und durch die Zeugung von Nachkommen verdrängt und gleichsam ungeschehen gemacht wird.

In unseren ethnopsychoanalytischen Forschungen haben wir bei den Dogon, einer afrikanischen Gesellschaft, aus den Übertragungsverläufen erkannt, daß das Gruppen-Ich des Individuums die Vertiefung einer Zweierbeziehung mit Angst beantwortet. In den Beziehungen ist die Besetzung der Gruppe immer wichtiger als die Besetzung des Sexualobjekts, so daß eine Abhängigkeit vom Sexualpartner nicht eintritt. Die Abhängigkeit bleibt eine Gruppenabhängigkeit. Die Aufrechterhaltung der Besetzung des Sexualobjekts findet ihren Ausdruck in der großen Bedeutung, die das Kind für Mann und Frau hat, obschon das Kind der Großfamilie, also der Gruppe, zugeordnet und dem Einfluß der Elternfiguren weitgehend entzogen wird. In dieser Gesellschaft sind Traditionen wirksam, um Strukturen zu schaffen, die den Circulus vitiosus der sexuellen Besetzung und der Abhängigkeit vom Sexualobjekt gar nicht erst entstehen lassen.

In Papua Neu-Guinea haben wir Verhältnisse angetroffen, die von einer besonderen Sensibilisierung für die geringsten Ansätze eines solchen Circulus vitiosus gekennzeichnet waren. Besetzung des Sexualobjekts und Abhängigkeit von demselben ist das, was alle dauernd beunruhigt und explosive Aggressionen auslöst. Prügeleien zwischen Mann und Frau sind alltägliche Begleiterscheinungen des Lebens von Menschen, die mit einer emotionellen Vehemenz an der Besetzung ihrer Sexualobjekte festhalten und die Abhängigkeit von denselben nicht ertragen. Die animistischen Inhalte ihrer Kultur finden ihren Ausdruck in einem transvestitischen Ritual, bei welchem in Spottreden die Geschlechtsidentität verschwimmt und die Beteiligten obszöne Tänze vorführen, während im alltäglichen Leben jede Form von sexueller Exhibition verpönt ist. Ein umfangreiches mythologisches System, das ausschließlich von den Männern gehütet wird, überwacht und lenkt alles, was in der Gesellschaft und in der

Natur geschieht. Aus ihm leitet sich auch das transvestitische Ritual ab. Wo immer Situationen und Gefühle von Abhängigkeit entstehen, werden sie von den Mitgliedern dieser Gesellschaft mit der Mythologie begründet.

Zur Psychodynamik der Liebesbeziehung

Es gibt keine Liebesbeziehung ohne eine Abhängigkeit vom Partner. Diese Abhängigkeit ist die Voraussetzung für eine Regression, die die Ichorganisation auflockert. Dadurch werden Triebregungen aus dem Es wieder zugelassen, die zuvor der Sexualität nicht zukommen konnten, weil die Vorgänge des Sekundärprozesses die ungerichteten, primärprozeßhaften Regungen abgedrosselt hatten.

Regressionen solcher Art wurden von Ernst Kris (1952, S. 103) als Regressionen im Dienste des Ich bezeichnet. Die Einstellung zum Liebesobjekt kann sich nur ändern, wenn neue Anteile von Es-Trieben zugelassen werden, denn nur sie führen zur Entdeckung neuer Aspekte und Eigenschaften des Partners. Diese Entdeckungen schaffen neue Formen von Regressionen, die wieder neue Anteile von Es-Regungen zulassen. Durch diese prozeßhafte Oszillation kommt es zu ständig neuen Umformungen und einer Weiterentwicklung der Sexualität im Sinne einer Annäherung an die Ungerichtetheit der primärprozeßhaften Triebregungen. (Mario Erdheim)

Unter diesen Bedingungen gelingt es, die emotionale Bewegung, die vom Primärprozeß ausgeht, mit der Sexualität zu verbinden. Dadurch entsteht die Liebesfähigkeit unabhängig von der jeweils installierten Sexualorganisation, sei sie nun heterosexuell, homosexuell oder pervers.

In der Adoleszenz wird die Sexualorganisation entwicklungsbedingt erschüttert. Es entstehen Regressionen im Dienste des Ich, die einen neuen Zugang zu Es-Regungen ermöglichen. Dadurch kommt es zu einer Neuformulierung der in der Latenzzeit verfestigten Sexualorganisation. Das erste Ergebnis dieser Neuformulierung ist die genitale Sexualität, womit noch nichts darüber ausgesagt ist, in welcher Richtung sich die erwachsene Sexualorganisation weiterentwickelt. Es gibt keine Gründe anzunehmen, die sexuelle Entwicklung sei nach der Adoleszenz oder später im Leben des Erwachsenen abgeschlossen. Die Sexualität entwickelt sich in dem Maß weiter und kann sich nur in dem Maß weiterentwikkeln, als sie neue Es-Regungen in sich aufnimmt. (vgl. Erdheim 1982)

Ist die Starrheit der Verknüpfung von sexueller Besetzung und Abhängigkeit vom Sexualobjekt durch die Diktatur der Sexualität, also durch die Auswirkung der sekundärprozeßhaften Vorgänge, so festgelegt, daß die Regression die Triebregungen im Es durch Verdrängung blockiert, stellt sich der beschriebene Circulus vitiosus ein und wird von allen möglichen neurotischen Entwicklungen begleitet.

Stellt sich der Circulus vitiosus im Lauf des erwachsenen Lebens unter dem Druck einer bestimmten Konstellation einmal ein, gibt es viele Möglichkeiten, ihn wieder zu überwinden. Hat sich der Circulus vitiosus aber in der Adoleszenz installiert, erstarrt die spätere Sexualorganisation, sei sie nun heterosexuell, homosexuell oder pervers.

In solchen neurotischen Entwicklungen hat die Liebesbeziehung Symptomcharakter; das heißt, daß die prozeßhafte Oszillation zwischen Abhängigkeit, Regression und Zulassung neuer Es-Anteile zur Sexualität nicht oder nur unzulänglich möglich ist. Die analytische Erfahrung zeigt, daß der Prozeß, der beim Erwachsenen zur Liebesfähigkeit führt, ein schmerzlicher, von Trauerarbeit begleiteter Vorgang ist. Es handelt sich dabei um einen Bewußtseinsprozeß, der von der Trauerarbeit bei Objektverlust zu unterscheiden ist. Das Wesentliche liegt darin, daß das Liebesobjekt nicht verloren geht, sondern gegenwärtig vorhanden ist, und daß von Trennung nicht die Rede sein kann, weil beide Partner sich immer wieder treffen und ihre sexuelle Beziehung weitergeht.

Dieser Bewußtseinsprozeß ist deshalb so schmerzlich, weil unsere Erfahrungen in der frühen Kindheit die unbewußten sexuellen Vorstellungen bestimmt haben. Diese Erfahrungen waren Gefühle der Verzweiflung und Hilflosigkeit, als Objektbindung und Bedürfnisbefriedigung in der gegenseitigen Abhängigkeit von Mutter und Kind nicht so gesichert waren, daß beide sich aufgehoben und wohl fühlten. Unter diesem Gesichtspunkt ist die Liebesfähigkeit eine grundlegend neue Erfahrung im Sexualleben des Erwachsenen, die die frühkindlichen Erlebnisweisen nicht wiederholt, sondern ersetzt. Die erste Erfahrung dieser Art entsteht als neuer Bezugspunkt in der Adoleszenz und stellt einen Neuerwerb dar, der für die spätere Entwicklung der Liebesfähigkeit entscheidend ins Gewicht fällt.

Gelingt die Entwicklung zur Liebesfähigkeit, beginnt die Sexualität immer mehr unter dem Primat des Primärprozesses zu stehen, der ungerichtet, ziellos, zeitlos, ohne Bedingungen und unbewußt seinen Einfluß geltend macht, im Erleben immer Neues gestaltet und Wiederholungen nicht kennt.

Bezogen auf die Psychoanalyse handelt es sich um ein Vorgehen, in welchem zunächst durch ein Übereinkommen eine Beziehung eingeleitet wird, die sich allmählich vertieft und in der Übertragungsentwicklung den Charakter einer sexuellen Objektbesetzung erhält. Der analytische Prozeß beinhaltet im Grunde das Ziel, dem Analysanden zu ermöglichen, am Probeobjekt des Analytikers die Besetzung des Sexualobjekts aufrechtzuerhalten und die Abhängigkeit von demselben zu überwinden, das heißt liebesfähig zu werden.

Die heterosexuelle Liebesfähigkeit

Alle Menschen können sich in ihrer Umgebung nur zurechtfinden, wenn sie ein Identitätsbewußtsein ausbilden; wenn sie wissen, wer sie sind. Die Ausbildung des Identitätsbewußtseins gehört zum Sekundärprozeß. Es ist naheliegend, daß das Identitätsbewußtsein die führende Rolle im Sexualleben einnimmt, denn nur dadurch ist es möglich, daß das Individuum alles, was vom Körperbau, von den Fortpflanzungsorganen und von den gesellschaftlichen Institutionen bereitliegt, unbesehen und scheinbar in sich harmonisch zur Gestaltung seines Sexuallebens verwendet. Die Voraussetzungen für eine heterosexuelle Entwicklung sind dann gegeben. Da die Wahrnehmung der Disharmonie zwischen primärprozeßhaften Triebregungen und Sexualität immer zu einer Verunsicherung der Geschlechtsidentität führt, stellt eine überhöhte Besetzung des Identitätsbewußtseins die psychodynamische Voraussetzung einer festgefügten Heterosexualität dar. Sie muß überhöht sein, denn nur dann kann sich der polare Gegensatz der männlichen und weiblichen Geschlechtsrolle so auswirken, daß er die Disharmonie ersetzt und so verdrängt, daß sie im Unterbewußten versinkt. Worauf es mir ankommt, ist zu zeigen, daß die Disharmonie zwischen der primärprozeßhaften Triebhaftigkeit und der sexuellen Diktatur in einer heterosexuellen Partnerschaft nicht etwa gelöst oder aufgehoben ist, sondern vielfach durch Abwehrmechanismen vornehmlich der Projektion und Delegation verdrängt wird. Mit anderen Worten unterliegt auch die heterosexuelle Liebesbeziehung der Bedingung, die dauerhafte Besetzung des Sexualobjekts von der Tendenz der zwanghaften Abhängigkeit von demselben zu befreien.

Wenn das beiden Partnern, der Frau und dem Mann, gelingt, ist die Übersetzung des polaren Gegensatzes der Geschlechter nicht mehr notwendig. Die Heterosexualität verliert dann ihren ideologischen Charakter, und das sexuelle Verhalten, obschon es heterosexuell bleibt, läßt Variationen zu.

Die homosexuelle Liebesfähigkeit

Beim manifest Homosexuellen, ob Mann oder Frau, liegen die Verhältnisse anders. In der autoerotischen Aktivität ergreift das Kind bereits sehr früh eine Möglichkeit, die sich dauernd wiederholende, sexuelle Besetzung aufrechtzuerhalten und die Objektabhängigkeit dadurch zu beseitigen, daß es sich selbst zum Sexualobjekt macht. Die Autonomie, die das Kind dabei erlebt, wird in der Folge überbesetzt und für die Entwicklung der Homosexualität bestimmend. Bei den Homosexuellen erfährt die Autoerotik einen Funktionswandel und steht im Dienst der Aufrechterhaltung der Autonomie gegenüber dem Sexualobjekt, verhindert also die Abhängigkeit von demselben. Weil dieses Autonomieerlebnis die Folge einer Überbesetzung ist, wird es auch überschätzt, was die Gefahr heraufbeschwört, sexuelle Beziehungen in der Überzeugung einzugehen, die Objektunabhängigkeit zu bewahren. In Wirklichkeit neigt der Homosexuelle dauernd dazu, eine zwanghafte Objektabhängigkeit von seinem Sexualpartner auszubilden. Wenn das eintritt, entwickelt sich der Circulus vitiosus gewöhnlich schneller und spürbarer als beim Heterosexuellen. Das kommt unter anderem auch daher, daß sich die Homosexuellen nur sehr beschränkt auf die bereitliegenden Institutionen der Gesellschaft beziehen können, weil diese einerseits gar nicht für sie vorgesehen sind und sie andererseits mit denselben wenig anzufangen wissen. Auch die Delegation der Abhängigkeit vom Sexualobjekt auf die Nachkommenschaft kommt für sie nicht in Betracht.

Um dem Circulus vitiosus zu begegnen, läßt sich die Mehrzahl der Homosexuellen auf eine Abhängigkeit vom Sexualobjekt nicht ein und führt ein promiskuöses Sexualleben. Beim Versuch, die Homosexuellen zu verstehen, hat die Psychoanalyse das sexuelle Verhalten ins Zentrum ihrer Beobachtung gestellt und die eigentliche Problematik dieser Menschen übersehen.

Die Problematik der Homosexuellen liegt darin, daß sie die seelische Beziehung zum Sexualpartner nicht vertiefen können und auch nicht – ihren Ansprüchen entsprechend – zu differenzieren vermögen, ohne dem Circulus vitiosus ihrer Sexualdiktatur anheimzufallen. Sie können die sexuelle Objektbesetzung nicht in genügendem Maße aufrechterhalten, weil sie die Abhängigkeit vom Sexualobjekt bedroht. Im analytischen Prozeß neigt der Homosexuelle dazu, eine objektbezogene Übertragung auszubilden und danach den Kampf um die Objektunabhängigkeit immer siegreich zu gewinnen, weil er die Sexualität einzusetzen vermag, um seine Autonomie dem analytischen Partner gegenüber dadurch zu beweisen, daß dieser als Sexualobjekt ungeeignet ist und nicht in Frage kommt. Deshalb ist es von Bedeutung, daß sich die Übertragung auf der Ebene der primärprozeßhaften Triebregungen entwickelt und der analytische Prozeß nicht innerhalb von sekundärprozeßhaften Argumentationen steckenbleibt.

Wenn sich die analytische Beziehung durch die emotionale Präsenz beider Beteiligten vertieft, entsteht sehr schnell und intensiv eine sexuelle Dimension in dem, was sich zwischen Analysand und Analytiker abspielt.

Im Verlauf einer Analyse sagte ein Homosexueller einmal zu mir: »Das einzige, was mich wirklich bewegt und interessiert, ist das Sexuelle. Ich denke bei jeder Gelegenheit an den

Schwanz. Ich weiß auch, daß es bei allen Menschen so ist, doch tun die meisten so, als ob es anders wäre. Ich käme längst nicht mehr zu Ihnen, wenn ich nicht wüßte, daß Sie genauso sind wie ich. Das ist hier so offen und so klar. Das gefällt mir an Ihnen.«

Zum Verständnis der Übertragung kommt es darauf an, die unbewußten Motivationen zu erkennen. Deshalb sagte ich dem Analysanden: »Ich gefalle Ihnen, weil Sie spüren, daß ich gerne mit Ihnen zusammen bin und gerne mit Ihnen spreche, obschon wir es nicht miteinander treiben.« Darauf der Analysand: »Wir könnten es aber zusammen treiben. Vielleicht treffen wir uns einmal in einer Sauna.« Nach einer Pause sage ich: »Sie erwarten, daß ich sexuell erregt bin, wenn Sie kommen, und Sie verführe, mit mir zu schlafen. Ich glaube, das möchten Sie nicht. Sie treiben es lieber mit Ihren Freunden. Zu mir sind Sie doch aus anderen Gründen gekommen.« Darauf der Analysand: »Zu Beginn sicher, aber jetzt ist es anders. Mit den Männern, mit denen ich es treibe, kann ich nie so reden wie mit Ihnen. Die Homosexuellen haben sich unter sich wenig zu sagen.« Ich fahre fort: »Das stimmt nicht. Die Homosexuellen können sich sehr differenziert äußern und auch echte Liebesbeziehungen eingehen. Das sehen Sie doch an unserer Beziehung, auch wenn wir nicht miteinander schlafen.« Der Analysand: »Wenn es mit meinen Freunden einmal so ist, und wir treiben es dann zusammen, ist danach alles ganz anders, unverbindlich und oberflächlich. Jeder sucht sich danach einen anderen Partner für die folgende Nacht.« »Das ist Ihre Erfahrung«, sage ich, »die erklärt, weshalb Sie befürchten, daß wir es zusammen treiben.« Der Analysand wird sichtlich traurig und verstimmt und sagt: »Sie interessieren sich im Grunde gar nicht für mich. Sie sind ja verheiratet und haben Kinder und halten sich als Analytiker aus allem heraus.«

Das ist die Sprache des Sekundärprozesses, durch den sich die Sexualorganisation gebildet hatte. Sie beinhaltet die Enttäuschung am Liebesobjekt, das sich dauernd anderen Partnern, anderen Analysanden zuwendet und mit dem die Vertiefung der Beziehung wegen des drohenden Circulus vitiosus nicht zugelassen werden kann.

Es handelt sich nun darum, diese Enttäuschungsreaktion

mit dem Analysanden durchzuarbeiten und ihm zu zeigen, daß seine Enttäuschung gar nichts mit unserer Beziehung zu tun hat, sondern einem Wiederholungszwang folgt, Enttäuschungserfahrungen, die bis in die Kindheit zurückreichen, jetzt in der neuen Beziehung zu mir zu reaktivieren. Ich habe meinem Analysanden gedeutet, daß er sich enttäuscht zurückziehe, weil sonst Angst auftrete, die mit seiner Bindung an mich und seiner Abhängigkeit von mir zusammenhängen. Nach dieser Deutung entspannte sich die analytische Beziehung, und der Analysand konnte über seine sexuellen Phantasien sprechen, die er beim Onanieren entwickelte und in welchen ich zu seinem homosexuellen Partner wurde. Der Analysand sagte: »Wenn es zum Orgasmus kommt, fühle ich mich gut und bin ganz entspannt, weil ich mich dann in Gedanken lange mit Ihnen unterhalte und mir vorstelle, daß wir gemeinsam eine große Reise machen.« Wenn es dem Homosexuellen gelingt, in dieser Weise von seinen sexuellen Phantasien zu sprechen, und er emotional im Einklang mit seinem Partner steht, entwickelt sich der analytische Prozeß auf der Ebene des primärprozeßhaften Austauschs weiter. Stellt sich aber der Analytiker so ein, daß er seinem Analysanden mit der Zeit deuten möchte, daß seine Onaniephantasien mit Erlebnissen aus der frühen Kindheit zusammenhängen und beispielsweise die Mutter im Unbewußten die Stelle des Analytikers einnimmt, folgt er in den Überlegungen und Deutungen sekundärprozeßhaften Vorgängen, denen er sich häufig gar nicht bewußt ist. Der Homosexuelle reagiert darauf mit einem Rückzug seiner emotionalen Bewegung und entwickelt allmählich eine schwer faßbare Kampfsituation in der analytischen Beziehung, indem er seine Sexualität einsetzt, um den Partner zu beseitigen, von dem er abhängig zu werden droht.

Es geht mir nicht darum, zu zeigen, auf welchem Wege der analytische Prozeß mit einem Homosexuellen sich sinnvoll entwickelt. Das klinische Beispiel sollte illustrieren, daß es beim Homosexuellen nicht darum geht, seine Sexualorganisation zu verändern, sondern sie so beizubehalten, daß die Besetzung des Sexualobjekts aufrechterhalten werden kann, ohne dem Circulus vitiosus der sich anbietenden Abhängigkeit vom Sexualobjekt anheimzufallen. Bei den Homosexuellen erweist sich besonders deutlich, daß die psychoanalytische Beziehung eigentlich alle Voraussetzungen einer Modellbeziehung enthält, in welcher es darauf ankommt, die Libidobesetzung mit ihren sexuellen Implikationen aufrechtzuerhalten, ohne daß eine Regression in eine destruktive Abhängigkeit entsteht. Die schmerzlichen Erfahrungen, die der Analysand dabei in seiner Trauerarbeit durchmacht, bringen ihm zu Bewußtsein, daß die Schwierigkeiten und Konflikte, denen er mit seiner Homosexualität im Leben begegnet, nicht auf seiner Sexualorganisation beruhen, sondern, wie bei allen Menschen, auf der eingeschränkten oder verunmöglichten Liebesfähigkeit. Es genügt also nicht, das Sexualleben in irgendeiner Weise zu manipulieren, die Sexualorganisation – zum Beispiel bei einem Homosexuellen – verändern zu wollen, um einem Menschen zu helfen, liebesfähig zu werden.

Die Liebesfähigkeit und die Perversion

Bei den Perversionen fällt die oft extreme Objektabhängigkeit und die starre Objektbesetzung auf, die in einer befremdenden Weise vom emotionalen Erleben isoliert ist und als Fremdkörper in der Persönlichkeit wirkt. Die Perversionen führen den Circulus vitiosus zwischen dem Wiederholungszwang sexueller Besetzung und der Abhängigkeit vom Sexualobjekt in einer extremen Ausgestaltung vor. Menschen, die eine Perversion ausbilden, haben in früher Kindheit einen der polymorph-perversen Partialtriebe wie einen Brückenpfeiler fixiert, um den primärprozeßhaften Triebregungen einen dauernden Zugang zum Erleben zu erhalten. Sie haben der Diktatur der Sexualität eine Insel überlassen, in der sie sich austoben kann, um im übrigen Land Ruhe zu haben. Sie haben die Disharmonie nicht verdrängt, sondern erleben sie in der Ausformung ihrer Sexualität, die vielfach nicht zur Gesamtpersönlichkeit paßt. Sie bekämpfen auch die Objektabhängigkeit nicht, aber sie haben die Kommunikation mit den primärprozeßhaften Triebregungen mit der Devitalisierung ihrer Sexualobjekte erkauft. Die perverse Sexualorganisation sichert die emotionale Kohärenz der Persönlichkeit, indem sie alle Einflüsse, die diese blockieren könnten, konsumiert.

Im analytischen Prozeß lassen sich die Perversen auf ihren Partner nur ein, wenn ein vorherrschend primärprozeßhaftes Übertragungsangebot vorliegt. Sie scheuen vor Objektbesetzungen und Objektabhängigkeit im Umgang mit anderen Menschen zurück. Wenn sie diese zulassen, dann nur scheinbar, denn in diesem Fall werden bestimmte materielle Attribute der Beziehungspersonen besetzt, und Abhängigkeiten werden von bestimmten Manipulationen zugelassen, die sie erwarten oder fordern. Bei den Transsexuellen ist diese Neigung besonders deutlich zu erkennen. Die Beziehung zum Arzt oder Therapeuten ist fast ausschließlich darauf beschränkt, den angestrebten operativen Eingriff durchzusetzen.

Wenn die Beziehung zwischen den beiden Partnern im analytischen Prozeß sich auf der Basis des nicht organisierten, frei flottierenden Sexuellen vertieft, also den primärprozeßhaften Triebregungen folgt, kann sich ein Prozeß entwickeln, in welchem die Diktatur der Sexualität gleichsam von der Insel wieder ins eigene Land zurückgeholt wird. Bereits dieser Schritt gehört zur Entwicklung der Liebesfähigkeit, den der Perverse, wie alle anderen, auch leisten muß, wenn er den destruktiven Einflüssen der Disharmonie begegnen will.

Samuel, ein Fetischist, dessen Sexualität an gelbe Stiefel fixiert war und dessen Ängste sich auf die Frage bezogen, ob beim nächsten Versuch, sich sexuell zu befriedigen, die Stiefel noch ausreichen würden, hatte nach Monaten voller Zweifel und Spannungen begonnen, sich in den analytischen Stunden wohl zu fühlen. Ich saß hinter ihm und gab mit dem, was ich sagte, bloß die Richtung an, in der wir uns weiterbewegten. In einer Stunde, in der ich sicher nichts gedeutet hatte, weder Zusammenhänge aufdeckte noch Samuels Erwartungen durch irgendwelche verständnisvollen Worte verstärkte oder beruhigte, in dieser Stunde, zu der mir nie etwas konkret Faßbares eingefallen ist, setzte sich Samuel auf, schaute mich an und sagte: »Wenn Sie das, was in mir vorgeht, so gut verstehen, kann es gar nicht anders sein, als daß Sie sexuell das gleiche erleben wie ich.« Ich antwortete Samuel: »Das Sexuelle ist bei Ihnen und mir gleich. Nur die Art und Weise, wie sich die Sexualität im Laufe unseres Lebens ausformt, ist bei jedem so, wie es ihm entspricht.« Samuel war mit mir einverstanden und fügte hinzu: »Es müssen ja nicht unbedingt gelbe Stiefel sein. Ich kenne einen, der treibt es mit Kleidungsstücken von Frauen.« Wenn Samuel mich als manifesten Fetischisten zu erkennen glaubte, war dies der Ausdruck der sekundärprozeßhaften Bewältigung der triebhaften Nähe, in der wir beide zueinander gekommen waren. Das psychische Klima, wie es einst Ferenczi nannte, war in dem, was sich zwischen Samuel und mir abspielte, von den primärprozeßhaften Triebregungen bestimmt. Es war vom Sexuellen, nicht von der Sexualität getragen.

Auch beim Perversen geht es darum, den Circulus vitiosus zwischen dem Wiederholungszwang der sexuellen Besetzung und der Hörigkeit vom Sexualobjekt so zu unterbrechen, daß er es leisten kann, die sexuelle Objektbesetzung aufrechtzuerhalten, ohne vom Sexualobjekt abhängig zu sein. Da die Übertragung Samuels den primärprozeßhaften Triebregungen folgte, hat er begonnen, das zu besetzen, was wir miteinander unternommen haben. Er konnte sich dem zuwenden, von dem er glaubte, es fasziniere mich. Was mich eigentlich faszinierte, wußte er nicht. Er wußte bloß, daß es nicht die Stiefel sind. Für ihn waren und blieben es die gelben Stiefel, doch das störte unsere Beziehung nicht. Unsere Beziehung folgte eben den primärprozeßhaften Tendenzen, in denen es keine Bedingungen, keine bestimmten Forderungen, keine Ziele gibt. Es geht also beim Perversen nicht etwa darum, das Objekt seiner sexuellen Faszination durch ein anderes auszutauschen, den gelben Stiefel beispielsweise durch einen homo- oder heterosexuellen Partner zu ersetzen, sondern es geht darum, daß die extreme Abhängigkeit vom gelben Stiefel inexistent wird, obschon die Faszination, die der gelbe Stiefel bei Samuel auslöst, aufrechterhalten bleibt. Eine solche Entwicklung ist von einer Wiederbelebung schwerer Konflikte und von einer großen Trauerarbeit begleitet, die den Liebesentzug, die Ängste des Objektverlustes und der Trennungsproblematik aus der frühen Kindheit reaktivieren, bis sich allmählich die neue Sicht, die sich aus der emotionalen Wahrnehmung des Übertragungsgeschehens entwickelt, durchsetzt und den Bewußtseinsprozeß der Liebesfähigkeit ermöglicht.

Gelingt dem Perversen dieser Durchbruch, gibt er nicht

etwa seine perverse Sexualorganisation auf, sondern hält an ihr fest. Der gelbe Stiefel bleibt zeitlebens das Sexualobjekt, von dem die Faszination ausgeht, doch ist der Perverse dank des Einflusses der primärprozeßhaften Triebhaftigkeit in der Lage, auf dem Wege der kreativen Phantasie den gelben Stiefel in allem, was ihn emotional bewegt, wiederzufinden.

Die primärprozeßhafte emotionale Wahrnehmung des Übertragungsgeschehens ist im Verlauf des analytischen Prozesses in besonders hohem Grad bei Perversen, aber auch bei Homosexuellen und Heterosexuellen die via regia, um die Regressionen, die sich aus der Abhängigkeitsproblematik ergeben, zu Regressionen umzuformen, die im Dienste des Ich stehen. Nur dann können neue, bisher unverträgliche, primärprozeßhafte Triebregungen der Sexualität zufließen, wodurch neue Formen von Abhängigkeit entstehen, die wiederum Regressionen im Dienste des Ich ermöglichen, die weitere Anteile der Es-Regungen aus der sekundärprozeßhaften Drosselung befreien.

Unter der Diktatur der Sexualität, welche Form sie auch im Laufe der Entwicklung annimmt, ob heterosexuell, homosexuell, autoerotisch, pervers, ob passiv-masochistisch, aggressiv, sadistisch, promiskuös, religiös-asketisch, animistisch, mystisch oder transzendental, wird die Liebesfähigkeit einer Belastung unterworfen, der sie kaum standzuhalten vermag. Sie kann sich nur entwickeln und beibehalten werden, wenn die primärprozeßhaften Triebregungen einen freien und breiten Zugang zum Erleben haben. In der psychosexuellen Entwicklung des Menschen hat das Primat des Primärprozesses eine ungleich größere Bedeutung als das von der Psychoanalyse ins Zentrum gestellte Primat der Genitalität.

Verkehrsformen der Perversion und die Perversion der Verkehrsformen Ein Blick über den Zaun der Psychoanalyse

Perversionen sind Verkehrsformen. Fetischisten, Transvestiten, Sadisten, Masochisten, Paedophile, Pyromane, Exhibitionisten, Voyeure, Transsexuelle, Nekrophile, Sodomisten: ich werde sie nicht beschreiben. Ich will sie nicht psychoanalytisch zu erfassen suchen, will weder Altbekanntes zusammentragen noch Neues hinzufügen. Perversionen sind sexuelle Erlebnisweisen, die besonders befremdend und uneinfühlbar erscheinen, nicht nur weil die sexuelle Entwicklung der Menschen mehrheitlich zu einer heterosexuellen Partnerwahl führt, sondern weil die psychische Entwicklung vom Kleinkind zum Erwachsenen in den kulturellen und sozialen Bereichen bestimmter Gesellschaften den polymorph-perversen Charakter des menschlichen Sexuallebens unterdrückt und Heterosexualität ein ideologisches Monopol der Gesellschaftsmoral darstellt.

Das meiste, was über Perversionen gesagt wird, ist verlogen. Was man pervers nennt, ist ein Mythos. Etwas in einer bestimmten Weise erleben, anders als andere, ist nur ein gradueller Unterschied zum Erleben der Perversen. Indem man Perversionen beschreibt, grenzt man sich selbst ab und distanziert sich. Jede Gesellschaft produziert Perversionen und die Perversen, die sie braucht.

In Manhatten entdeckte ich die Farbigkeit New Yorks an den blau-weiß-roten Schornsteinen hinter den schwarzen und grünen Fassaden der Wolkenkratzer. Diese Farbigkeit weckte in mir eine sinnliche Erregung. Ich war fasziniert. Während einer Analyse berichtete ein Fetischist, was in ihm vorgeht, wenn er den lange gesuchten gelben Stiefel endlich findet, der ihn erregt, fasziniert. Kann man das miteinander vergleichen? T. kommt auf mich zu, liest, was ich soeben geschrieben habe und fragt: »War dein Eindruck von Manhatten wirklich so stark, daß du ihn mit dem des Fetischisten vergleichen kannst, Erektion, Orgasmus usw.?« Ich sage zu T.: »Weißt du denn so genau, was in einem Fetischisten vorgeht, wenn ihn das Objekt seiner Sehnsucht fasziniert? Kommen Erektion und Orgasmus dann zustande?«

Der Vergleich ist unzutreffend. Er enthält eine Verzerrung. Äußerlich betrachtet besteht ein großer Unterschied zwischen dem Fetischisten und mir in New York. Jener sucht und findet schließlich, was er sucht. Ich wurde überrascht, weil ich unvermutet sah, was ich gar nicht suchen konnte. Ich aber sage: Es ist dasselbe. Es geht um den Zugang zum Grandiosen. Der Glanz im Selbstgefühl trägt bei allen Menschen die Spuren grandioser Allmacht aus der Kindheit. Gelingen auf dieser Erlebnisstufe hat mit dem Erreichen eines Ziels wenig zu tun.

Als ich meine Aquarelle aus amerikanischen Großstädten ausstellte, schrieb ein Kritiker: »Er sieht sogar in den grauen Steinwüsten New Yorks oder Chicagos leuchtende Farben.« Ist das pervers? Nein, gewiß nicht. Perverses Erleben stellt eine quantitative Überhöhung und sexuelle Färbung der Grandiosität dar. Der Perverse hat einen viel direkteren Zugang zur Sinnlichkeit. Das führt allerdings zu einem qualitativ veränderten, der Realität nicht mehr angepaßten Verkehr mit der Sinnlichkeit. Kinder haben im allgemeinen einen viel direkteren Zugang zum Perversen als Erwachsene. Charakteristisch dafür ist weniger dieser oder jener Zug in ihren Sexualspielen als der direkte, offene Zugang zur Sinnlichkeit.

Eine etwa vierzigjährige Kinderanalytikerin rief mich telephonisch in großer Aufregung an. Sie verlangte eine Besprechung mit mir über einen eigenartigen Fall in ihrer analytischen Praxis. Sie fuhr fünf Stunden mit der Bahn und erschien zur verabredeten Besprechung. Sie weinte, war ratlos. Seit über zwei Jahren analysierte sie einen achtjährigen Knaben, einen »Gesellschaftsverirrten«. Der Knabe war inzwischen unauffällig geworden. Er war ein intelligenter, aufgeweckter Junge voller Phantasie, seinem Alter weit voraus. Kürzlich kam er zur Stunde und verlangte von seiner Analytikerin, daß sie ihm erkläre, was vor sich geht, wenn der Stier von hinten auf die Kuh steigt. Die Analytikerin versuchte dem Jungen eine sexuelle Aufklärung anzubieten. Am Ende der Stunde meinte er: »Wenn Sie mir nicht sagen wollen, was vor sich geht, wenn der Stier auf die Kuh steigt, werde ich die Leute auf der Straße fragen.« In der folgenden Stunde wiederholte sich dasselbe. Die Analytikerin wurde immer ratloser, der Knabe immer trotziger, beinahe schon handgreiflich aggressiv. In dieser Phase eilte die Frau zu mir. Ich: »Warum weinen Sie?« Die Analytikerin: »Ich hätte nie Kinderanalytikerin werden dürfen. Ich verstehe die Kinder nicht.«

Ich: »Sie sind eine ausgezeichnete Analytikerin. Sie haben nur nicht verstanden, daß der Knabe mit seiner Frage über den Stier und die Kuh wissen wollte, ob Sie, seine Analytikerin, schon Geschlechtsverkehr gehabt haben, ob Sie einen Mann haben, mit dem Sie Liebe machen. Er weiß doch, daß Sie nicht verheiratet sind und daß Sie keine Kinder haben.«

Als unsere Besprechung zu Ende war, ängstigte sich die Frau in der Erwartung der nächsten Stunde mit dem Knaben. »Was soll ich ihm sagen? Soll ich ihm die Wahrheit mitteilen? Ist das noch analytisch?« Die folgende Stunde mit dem Knaben verlief völlig unerwartet. Er war entspannt und fragte nicht wieder. Es war, als hätte er bei unserer Besprechung dabeigesessen.

Ernst im Spiel und Spiel im Ernst sind die Züge des Erlebens, die dem Grandiosen einen Zugang zum Selbstgefühl verschaffen, ohne daß Beschämung, Unangepaßtheit und quälende Selbstzerstörung auftreten. Als der Knabe die intime Sexualsphäre der Analytikerin angesprochen hatte, verlor die Frau das Spielerische. Alles war jetzt todernst. Es entstand – wie in unserer Leistungsgesellschaft ganz allgemein – ein tiefer Graben zwischen dem Spielerischen und dem Ernsten. Da man dazu erzogen wird, in den Arbeitsprozessen den »Ernst des Lebens« zu erfahren, kann es nicht verwundern, daß das Spielerische der Freizeit nur ein krampfhafter, kompensatorischer Ausgleich ist. Der Alltag wird grau, die Sinnlichkeit fehlt. Man kann die Beziehung der herrschenden Gesellschaft zu den Perversen mit der der Analytikerin zu dem Stier- und Kuh-Knaben vergleichen. Die Unfähigkeit, Spielerisches ernsthaft und Ernsthaftes spielerisch anzugehen und zu verstehen, führt zu einer Verlogenheit, die eine tiefe Ratlosigkeit zudeckt. Die Gesellschaft fühlt sich von den manifesten Perversionen bedroht, weil diese ihre Mikrostrukturen, die pervers sind, so ansprechen, wie der Knabe die Sexualsphäre seiner Analytikerin angesprochen hatte. In der Gesellschaft sind Mißverständnis, Feindseligkeit und Entwertung in der Beurteilung der Perversionen die Folge.

Die Psychoanalyse hat immer versucht, die Perversionen in ihrem Wesen zu verstehen, Triebschicksale aus der Kindheit für die Entwicklung dieses oder jenes Sexualverhaltens beim Erwachsenen verantwortlich zu machen. Die Psychoanalyse hat sehr vieles zur Klärung dieser Fragen beigetragen. Das Ziel, das sie anstrebte, den psychisch Kranken von seinen sexuellen Verirrungen, vom krankmachenden sexuell Abnormen zu heilen, ist ihr mißlungen. Zugleich verdeckt dies nur ein anderes Problem: Die Psychoanalyse hat eigentlich kein Ziel. Nur Psychoanalytiker streben Ziele an, weil sie gesellschaftskonform denken. Die Psychoanalyse im Dienste der Interessen einer herrschenden Gesellschaft hat viel von ihrer eigentlichen Substanz eingebüßt. Sie hat selbst die Verkehrsformen der Gesellschaft übernommen, in der sie sich entwikkelt hatte und in der sie sich bewähren muß. Sie vervollständigt und präzisiert mit gleichem Ernst ihr wissenschaftliches Instrument, wie die Gesellschaft, in der sie sich bewegt, die Produktionsmittel steigert und ausdifferenziert, ohne die psychischen Auswirkungen auf die Konsumenten in ganzer Tragweite zu berücksichtigen. Das Absurde, das all dieses Streben durchsetzt, wird verleugnet. Es ist identisch mit dem Perversen, das die Verkehrsformen der »Normalen« im Verborgenen durchsetzt. Obschon die Psychoanalyse das Polymorph-Perverse der infantilen Sexualität entdeckte und bei ihrer Arbeit die Triebschicksale der Menschen, denen sie sich zuwendet, dank diesem Wissen auch aufzudecken vermag, ist sie mit zunehmender Anpassung an die Rollen, die die Gesellschaft ihr zuweist, immer unfähiger geworden, das Absurde in sich selbst zu erkennen. Spielerisches in ihrem ernsthaften Bemühen erscheint ihr verdächtig. Das Ernsthafte im Spiel findet immer weniger Beachtung, weil es den gesellschaftlichen Bewertungsmaßstäben nicht mehr entspricht. Dabei ist doch die Psychoanalyse die Wissenschaft des Unbewußten. Der Ernst, mit welchem sie die wissenschaftliche Erfassung ihres Gegenstandes verfolgt, müßte von der spielerischen Lust durchsetzt sein, um die potentiellen Möglichkeiten der Menschen in vollem Umfang wahrzunehmen, alles, was bisher festgefügt erschien, zu relativieren, zu erweitern, neu zu formulieren, anders zu verstehen. Die Ergebnisse eines solchen Prozesses entsprächen dem Ernst, der jedem echten Spiel zugrundeliegt. In den Verkehrsformen der Psychoanalyse zeigt sich eine zunehmende Kluft zwischen Spiel und Ernst, so wie in der Gesellschaft, in der wir leben. Sie legt die gleichen Maßstäbe an ihre Tätigkeit, wissenschaftlich und praktisch, wie sie die Leistungsgesellschaft an das Arbeitsethos anlegt. Weil die Verkehrsformen der Psychoanalyse den Mythos der Allwissenheit mitführen, genießen ihre Vertreter ein hohes, gesellschaftliches Prestige. Das elitäre Bewußtsein, welches dieses Prestige begleitet, stellt das Grandiose in einer ähnlich erstarrten, beinahe ritualisierten Weise dar, wie es sich infolge der befremdenden sexuellen Beimischung im perversen Ritual verbirgt.

Ich habe die Farbigkeit Manhattens mit dem gelben Stiefel des Schuhfetischisten verglichen, um unseren fixierten Vorstellungen über Fetischismus das Perverse zu entreißen. Das objekthaft Festgelegte »Der gelbe Stiefel« ist erstarrte emotionale Bewegung, und diese Erstarrung hat einen tiefen Sinn im Erleben des Menschen, der Fetischist geworden ist. Auch hier ist die Kluft zwischen Ernst und Spiel sichtbar. Die Ritualisierung einer perversen Aktivität widerspiegelt den Verlust des Spielerischen in einem ernstzunehmenden Phänomen. Die Gesellschaft, die den Perversen betrachtet, geht aber mit dem Menschen um wie mit einem Spielzeug, das sie nicht ernstnehmen kann.

Jeder Mensch trägt ein Bild seiner selbst in sich, und dieses Bild muß schön und rund sein, damit das Selbstgefühl so stark und widerstandsfähig ist, daß man die Realität des Lebens und die Realität der Gesellschaft, in der man lebt, ertragen kann. Nun ist das Bild, das wir von uns selbst aufgebaut haben, das Resultat einer langen Entwicklung, die früh in unserem Leben begonnen hat und früh in entscheidende, hochspezifische Bahnen gelenkt wurde. Beim Fetischisten, von dem ich sprach, ist der gelbe Stiefel ein Teil des Bildes seiner selbst. Wenn das Leben beginnt, sind Mutter und Kind eine Einheit, jeder ein Teil des anderen. Doch dabei kann es nicht bleiben. Es kommt unausweichlich und unvermeidbar zu einer Störung dieses dualunionistischen Selbstverständnisses. Dann ist die Welt des Kindes nicht mehr vollkommen. Es fehlt etwas. Eine Lücke, ein Riß, etwas Klaffendes, das Angst macht, führt zu einer Gier, das Störende, Fehlende zu beheben. Allmachtsphantasien und Größenwahn versuchen die Vollkommenheit der Kinderwelt unter Ausschluß der Realität im Erleben wiederherzustellen. Das kann nicht gelingen. Unter dem Druck der Realität werden Allmachts- und Größenphantasien umgeformt in Bewegung, in eine Energie, die in den Dienst des Strebens nach Erfüllung von Idealen gesetzt wird. In der Dualunion war das Kind nur befriedigt, gleichsam in die Befriedigung verliebt. Später verliebt es sich in die Person, die Befriedigung bringt. Das Kind idealisiert die großen Figuren seiner Umgebung. Dann wird es sich der Realität bewußter und verinnerlicht die zunächst nach außen gerichtete Bewunderung. Jetzt entdeckt es Dinge in sich selbst, die es bewundert. So entsteht das Bild der eigenen inneren Person, das rund, in sich geschlossen und schön sein soll. Aber das runde, in sich selbst geschlossene, schöne Bild seiner selbst entsteht eigentlich nie. Alle Menschen erleiden in diesem Prozeß einen Schiffbruch. Sie streben in dem, was sie denken, phantasieren, tun und was sie schöpferisch gestalten, danach, die Lücke auszufüllen, das Selbstverständnis abzurunden, die Schönheit des Bildes ihrer selbst herzustellen. Wird solches Streben zu bewußter Zielsetzung, entsteht entweder tiefste Scham oder aber undifferenzierte Arroganz. Beides ist auf die Dauer unerträglich. Die Tendenz bleibt in jedem Falle unbewußt, ziellos. Es gibt viele Wege, die zu dem führen, was immer nur Annäherung bedeutet.

Die Lücke im Selbstgefühl erzeugt beim Menschen eine qualvolle selbstzerstörerische Spannung, die seinem Ausdruck jede Sinnlichkeit raubt. Die Psychoanalyse sieht darin eine strukturelle Störung der narzißtischen Entwicklung in der frühen Kindheit, die weitreichende krankhafte Auswirkungen in der Persönlichkeitsbildung hat. Die Psychoanalyse erkannte frühzeitig die Bedeutung der infantilen Sexualität als Ausdruck der polymorph-perversen anlagebedingten Struktur des Sexuellen. Das Polymorph-Perverse ist in jedem Fall in irgendeiner Form in das Selbstbild der Person eingebaut und spielt bei der in unserer Gesellschaft so hoch besetzten Entwicklung zur Heterosexualität eine ebenso große Rolle wie bei allen anderen, verpönten Ausformungen sexuellen Erlebens.

Im Kindesalter teilen sich die Züge der Sexualanlage noch widerspruchslos allem Tun, Phantasieren und Gestalten mit. Deshalb sind Anteile der infantilen Sexualität in den verschiedenen Entwicklungsphasen der Kindheit am Bild des eigenen Selbst immer mitbeteiligt. Weil die infantile Sexualität normalerweise polymorph-pervers strukturiert ist, kann man auch sagen, daß Kinder einen direkten naiven Zugang zum Perversen haben. Werden sie erwachsen, wird dieser Zugang weniger sichtbar. Mit bestimmten Begabungen ist es ähnlich. Es gibt Kinder, die zeichnen und malen, als läge ein geheimer Klee oder Picasso in ihnen. Mit Eintreten der Pubertät verblaßt die Begabung und macht anderer Bewegung Platz. Man sollte das nicht bedauern.

Es gibt Menschen, die entdecken in ihrer Kindheit irgendwie und irgendwann, immer ganz früh und unerforschbar, einen scharf umrissenen Zug perverser Faszination. Sie bauen das Gefundene, Überbewertete, gleich einem farbigen Stein, treffsicher und an entscheidender Stelle in das Mosaik des Bildes ihrer selbst. Im weiteren Verlauf ihrer Entwicklung, gewöhnlich mit dem Eintreten der Pubertät, könnte dieser scharf umrissene Zug perverser Faszination verblassen und anderer Bewegung Platz machen.

Nun ist aber die Entdeckung eines solchen scharf umrissenen Zuges perverser Faszination nicht mit einer Begabung, sondern mit dem, was eine Begabung einmalig hervorbringt, zu vergleichen. Eine Begabung ist beglückendes Spiel, um Erlebtem schöpferischen Ausdruck zu verleihen, stellt aber nie den einzigen Weg dar, Erlebtem überhaupt Ausdruck zu geben.

Wenn Rollen übernommen werden müssen, Institutionen und Formalisierungen damit beginnen, das Erleben mitzubestimmen, wenn also Köpfe gesellschaftlich geradegerückt werden, können Begabungen verblassen, weil sich die Phantasie der Menschen gewöhnlich nicht so leicht geraderücken läßt. Es besteht aber die Möglichkeit, daß solche Begabungen unter anderen, neuen Umständen wiederbelebt werden.

Ein scharf umrissener Zug perverser Faszination ist der Niederschlag einer schöpferischen Leistung. Sie wurde einst, sehr früh, in bedrohlicher Lage vollbracht. Einzelne Züge wurden aus der polymorph-perversen Sexualanlage herausgehoben, ausgeformt und differenziert und, einem Pfropf vergleichbar, möglichst fugenlos in eine bedrohliche Lücke des Selbstgefühls eingebaut. Damit wurde eine Leere im Bild des eigenen Selbst ausgefüllt, um einen Bruch des Bildes der eigenen Person zu vermeiden. Ein solcher Bruch hätte zu einer Erlebnisweise geführt, die nur mehr zwischen beziehungsloser Allmacht und hilfloser innerer Leere hin und her pendeln würde. Dieses pfropfartige Gebilde im Erlebnisbereich eines Menschen wirkt störend wie ein starrer Fremdkörper, einer Prothese vergleichbar. Doch ist der Vergleich mit einer Prothese irreführend. Der perverse Zug ist lebendiger Bestandteil der Person, denn er enthält die sexuelle Triebhaftigkeit schlechthin. Der Vergleich mit einer Prothese ist jedoch zutreffend, wenn man die gesellschaftlichen Verkehrsformen betrachtet, in denen die Perversen sich bewegen. Wenn Rollen übernommen werden müssen, Institutionen und Formalisierungen das Erleben mitzubestimmen beginnen, verschärft sich der perverse, isolierte Zug im Erleben dieser Menschen und wird zur Perversion. Die Ritualisierung der perversen Handlung verstärkt das Fremdkörpergefühl. Die Erstarrung hält Schritt mit der gesellschaftlich geforderten Anpassung oder ersetzt sie sogar zum Teil. Die Rollenübernahmen und Institutionalisierungen, Formalisierungen und gesellschaftsbedingten Manipulationen enthalten die perverse Mikrostruktur der Verkehrsformen der »Normalen«. Es kommt zu einer verstärkten Echowirkung auf beiden Seiten: Der Perverse verstärkt seine Perversion. Die Gesellschaft intensiviert ihre Haltung und ritualisiert ihre Verkehrsformen den Perversen gegenüber.

Das müßte nicht notwendigerweise so sein. In fremden Kulturen gibt es Gesellschaftsstrukturen, die ganz andere Verkehrsformen entwickeln, in denen die beschriebene Polarisierung nicht in diesem Maße zum Ausdruck kommt. Ich habe in Papua Neu-Guinea, aber auch in Madagaskar Kulturen angetroffen, wo gerade der Zugang zu animistischen Erlebnisformen den polymorph-perversen Hintergrund des menschlichen Seelenlebens in alles Tun, Gestalten und Denken einbezieht und in den verschiedensten Formen zum Ausdruck bringt. In diesen Kulturen können Rituale fröhliche Feste sein, die in spielerischer Weise die Teilnahme an einem sinnlichen Vergnügen gewähren, während die Rituale unserer Gesellschaft meistens kalt und ohne innere sinnliche Beteiligung des einzelnen ablaufen.

In Madagaskar gibt es Völker, die viele ihrer Toten in besonderer Weise begraben. Eine Ethnie im Südwesten der Insel pflegt den Brauch, daß die Töchter eines gestorbenen, gesellschaftlich wichtigen Mannes am Fluß das Fleisch der Leiche von den Knochen schneiden und das Skelett säubern, bis es schneeweiß ist. Dann werden die Knochen voneinander gelöst und in einen kleinen Sarg gelegt, der unter besonderen Zeremonien beigesetzt wird. Eine benachbarte Ethnie begräbt ihre Toten in riesigen Steinhaufen, die mit Holzstelen und Statuetten geschmückt werden, die Szenen aus dem Leben des Verstorbenen darstellen. Auf dem Hochplateau im Zentrum der Insel werden besonders farbige kleine Häuser gebaut, die gewöhnlich auf der Kuppe eines Hügels stehen und die den Sarg mit dem Toten beherbergen. Einmal im Jahr wird der Sarg hervorgeholt und den ganzen Tag spazierengeführt. Einige Männer tragen ihn auf den Schultern und stolpern dauernd absichtlich, damit die Angehörigen und alle Leute, die den Spaziergang begleiten, das Klappern der Knochen hören. Es herrscht eine fröhliche, festliche Stimmung. In unserer Gesellschaft würde ein solcher Umgang mit dem Toten als eine von perversen Nekrophilen vollbrachte Leichenschändung verurteilt.

Im mittleren Sepikdistrikt von Neu-Guinea werden den jungen Männern bei der Initiation zahlreiche tiefe Schnitte am Rücken beigebracht, damit das schlechte Blut abfließen kann. Bei Frauen erübrigt sich eine solche Prozedur, weil sie menstruieren.

Anläßlich des Initiationsfestes, welches nach Ausheilung der Wunden stattfindet, treten bestimmte Angehörige der Familie des Initiierten in vorgeschriebenen Rollen auf, die alten Bräuchen entsprechen. Dabei erscheinen die Männer in Frauenkleidung und Frauen in Männerkleidung. Dieser institutionalisierte Transvestitismus ist ein integrierender Bestandteil des kulturellen und sozialen Bewußtseins der dortigen Bevölkerung. In unserer Gesellschaft würde man derartige Vorkommnisse als sadistische Handlungen transvestitischer Psychopathen bezeichnen.

In den beiden Beispielen fällt auf, wie locker und spielerisch die Menschen in diesen Gesellschaften mit perversen Ausformungen des Handelns, Denkens und Erlebens umzugehen verstehen. Der Kontrast zu ähnlich gelagerten perversen Verkehrsformen in unserer Kultur liegt vielleicht weniger in den thematisch nachweisbaren perversen Zügen dieses oder jenes Verhaltens, die in allen menschlichen Gesellschaften zu finden sind, wenn sie auch nicht überall so offensichtlich zutage treten, als vielmehr in der Art und Weise, wie diese Verkehrsformen gehandhabt werden. In jenen Gesellschaften erscheint alles spielerisch, locker und entspannt, wenn Menschen mit ihren eigenen perversen Erlebnisweisen und denen der anderen konfrontiert sind. In unserer Gesellschaft führen perverse Erlebnisweisen bei dem, der sie selbst empfindet, wie bei allen anderen, die sich damit konfrontiert sehen, zu gespannten und erstarrten Verkehrsformen. Der damit verbundene Verlust des Spielerischen bewirkt, daß die Lust an der Belebung kindlicher Phantasien, die das Selbstgefühl mächtig aufblähen, zu lächerlicher Skurrilität degradiert wird.

Bei allen Perversionen war einst, in früher Kindheit, die Entdeckung eines scharf umrissenen Zuges perverser Faszination gleichzeitig die Entdeckung einer großartigen Möglichkeit, das kümmerliche, von innerer Leere bedrohte Selbstgefühl machtvoll zu beleben. Deshalb kann man auch sagen, daß eine perverse Faszination einen Zugang zum Grandiosen eröffnet. In der Kindheit verbinden sich solche Allmachtsphantasien noch widerspruchsfrei mit sinnlichem Lustgewinn.

In den erwähnten fremden Kulturen haben sich Verkehrsformen entwickelt, die diesen Lustgewinn am Perversen erhalten und integrieren. Deshalb treten in diesen Gesellschaften die polaren Gegensätze zwischen perversen und normalen Verkehrsformen kaum in Erscheinung. In unserer Gesellschaft sind die entsprechenden Verkehrsformen starr und lustlos. Die Ritualisierungen sind vielfach emotional entleert. Das führt dazu, das alles Perverse zur Lächerlichkeit und Skurrilität entwertet wird.

So kann man den Einfluß gesellschaftlicher Strukturen auf die Ausformung der Perversionen auch verstehen. Bei dieser Betrachtung liegt der Schwerpunkt nicht auf dieser oder jener sexuellen Praktik, sondern auf dem sinnlichen Ausdruck, den dieses oder jenes Erleben zeitigt oder eben nicht zeitigt.

Sinnlichkeit ist nicht identisch mit Sexualität. Auch kann man nicht sagen, daß eine bestimmte Art des Handelns oder eine bestimmte Wahl der Beschäftigung sinnlicher wäre als eine andere. Alles kann eine sinnliche Ausstrahlung erlangen, wenn das, was wir tun, oder die Art, wie wir es tun, das Bild, welches wir von uns selbst haben, abrundet, in unserem Selbstgefühl schön gestaltet, so daß eine entspannte Grundstimmung in uns aufkommt, die überhaupt erst die Voraussetzung dafür ist, daß eine oszillierende spielerische Erotik andere dazu verführt, sich uns zuzuwenden.

Dank ihrem gesellschaftsadäquaten Rollenverhalten mag es Bankfachleuten, Autoverkäufern, Radfahrern, Psychoanalytikern, Gemüsehändlern, Filmverleihern, Heterosexuellen, Ehemännern, antiautoritären Pädagogen und Polizisten scheinbar leichter fallen, in ihren Aktivitäten ein gutes ausgeglichenes Selbstgefühl zu entwickeln. Ob dabei die entspannte Grundstimmung aufkommt, die sie wirklich sinnlich macht, hängt von der Verlogenheit ab, mit welcher die Selbsteinschätzung vermischt sein mag.

Perverse, Homosexuelle, Strichjungen und Huren, Drogensüchtige und Jugendliche, die sich weigern, eine von der Gesellschaft angebotene Rolle zu übernehmen, haben es viel schwerer, ein abgerundetes, schönes Bild ihrer selbst zu gestalten und auch daran festzuhalten. Wenn es ihnen aber gelingt, haben sie dieses Gelingen in einer viel autonomeren Art und Weise zustandegebracht als ihre gesellschaftsangepaßten Mitmenschen. Gelingen in diesem Sinne ist sehr selten. Verlogenheit ist bei ihnen viel leichter sichtbar und wird brutaler bestraft. Ihre Verzweiflung erscheint als Krankheit.

Die Psychoanalyse Perverser und anderer »Gesellschaftsverirrter« kann eine Entwicklung zu einem haltbaren abgerundeten Selbstgefühl unter Einbeziehung der sexuellen Erlebnisweise perverser oder anderer Natur in entscheidender Weise fördern oder bewirken. Nur darf der Psychoanalytiker die Perversion, die »Gesellschaftsverirrung«, nicht als etwas

Störendes, Krankhaftes bekämpfen wollen. Was da krankhaft erscheint, war einst der »farbige Stein«, den einer fand und ins Mosaik seines inneren Bildes einfügte, damit es leuchtete und weiterbestand. Da gab es keine Wahl, und wenn der Preis der Erstarrung sinnlichen Erlebens dafür zu bezahlen war, bestand dennoch die Aussicht, das »Erstarrte« irgendeinmal in Bewegung bringen zu können. Der Verzicht auf den »farbigen Stein« hätte Zerfall, psychische Inkohärenz, hätte wirkliche, vielleicht unheilbare Krankheit bedeutet.

In der Praxis der Psychoanalyse erfährt man das so: Die entspannte Grundstimmung, die schließlich bis in die so angstvoll behütete perverse Struktur seelischen Erlebens einfließt, entsteht zunächst und unter allen Umständen in der sich langsam vertiefenden Beziehung zwischen dem Psychoanalytiker und seinem Analysanden. Damit das überhaupt möglich ist, muß sich der Analytiker seiner eigenen tiefen Konfliktneigungen bewußt sein und sie nicht verleugnen. Das kann er nur in seiner eigenen persönlichen Analyse erfahren haben. Diese Erfahrung aber zeigte ihm, daß er seine eigene Konflikthaftigkeit, die in ihrer Art von perversen Neigungen durchsetzt ist, durch nichts aus der Welt schaffen kann. Die Erfahrung der eigenen Analyse ist die Erfahrung der Begrenztheit, der Beschränkung auf weniges, das veränderbar ist. Das allermeiste ist so, wie es ist. Nur Flexibilität im Umgang damit und Elastizität in der Bewertung der eigenen inneren und äußeren Forderungen, die jeder an sich stellt, ermöglichen Neuformulierungen, die die Dinge relativieren, Betrachtungsweisen erweitern, bisher Festgelegtes anders verstehen lassen.

Einer meiner ersten Analysanden war ein Schwachsinniger. Ich arbeitete damals in der Klinik. Paul L. war so debil, daß er nur den einfachsten linearen Kausalzusammenhang erfassen konnte, wie etwa: Mein Vater war sehr streng. Folglich mußte ich dauernd arbeiten. Oder: Die Suppe war zu heiß. Ich konnte sie nicht essen. Paul L. war dreieinhalb Jahre bei mir in Analyse. Drei Stunden wöchentlich. Nach drei Jahren erschien er einmal zu einer Stunde, setzte sich an meinen Tisch, legte den Kopf auf seinen Arm und weinte lange. Dann sagte er: »Jetzt bin ich drauf gekommen: Ich bin schwachsinnig.« Er weinte fast die ganze Stunde über. Ich saß neben ihm, sprachlos. Paul L. ging nach der Stunde nach Hause und sagte zu seiner Frau: »Ich und du, wir sind beide schwachsinnig. Wir werden keine Kinder machen, sonst gibt es ein Unglück.« Paul L. wurde im Verlauf der folgenden Monate Vorarbeiter in einer Gärtnerei. Dort arbeitete er während des ganzen Winters, weil er so tüchtig und umsichtig war. Er hatte vier Arbeiter unter sich, die er führte. Er konnte weder lesen noch schreiben. Einer seiner Arbeiter tat es für ihn.

Mit Paul L. und unserer gemeinsamen Erfahrung habe ich zum ersten Mal über den Zaun der Psychoanalyse geblickt. Wie soll man das verstehen? Muß man einen Schwachsinnigen analysieren, um die Psychoanalyse zu verstehen? Oder soll der Vergleich bedeuten, daß Perverse wie Schwachsinnige zu behandeln wären? Man kann immer alles mißverstehen.

Der debile Paul L. hat das Unwahrscheinlichste erfaßt, das, was auf der Hand lag für andere, unerforschbar für ihn selber. Gleichzeitig war es das Unabänderlichste, das, was ist. In der spielerischen Beziehung hat er das Ernsthafte erfaßt. Mit der ernstzunehmenden Tatsache seines Schwachsinns ist er dann mit spielerischer Weisheit umgegangen. Er war ein anderer, zwar immer er selbst, debil, aber anders. Der Schwachsinn Paul L.'s in meinem Beispiel ist bloß ein extremer Ausdruck für das, was in jeder Analyse schließlich vor sich geht. Es braucht sich dabei nicht um Schwachsinn zu handeln, wo Selbsterkenntnis infolge der geistigen Schwäche ohnehin schwer vorstellbar ist. Es ist in jedem Fall ein langer Prozeß, bis sich dem Ernst der Selbsterkenntnis über die eigenen Beschränkungen das Spielerische zugesellt. Für die Tätigkeit des Psychoanalytikers ist diese Selbsterkenntnis Voraussetzung. Für den Analysanden, und ganz besonders für den Perversen in der Analyse wird es entscheidend sein, zu solcher Selbsterkenntnis vorzustoßen.

Der Psychoanalytiker stellt zu seinem Analysanden die Beziehung her, die zu ihm selber und nicht in erster Linie zum Analysanden paßt. Nur dann kann die Beziehung wirklich stimmen. Sie stimmt für das, was im Psychoanalytiker vorgeht. Wenn es so ist, wird der Analysand immer umfassender ein emotionales, von Gefühlen getragenes Echo entwickeln, das in ihm alles in Bewegung setzt, was einst erstarrte. Im Zuge dieses Prozesses wird indessen die abgrundtiefe Lebendigkeit des Partners, der in unserem Falle ein Perverser ist, zum großen Manipulator des anderen, seines Analytikers. Deshalb reicht es nicht aus, daß der Analytiker in sich hineinschaut und die Beziehung zu seinem Analysanden stimmig erhält und vertieft. Er kann sich der enormen Verführung, die von seinem Partner ausgeht, nicht entziehen, wohl aber sich ihrer bewußt werden.

Es geht darum, Grausames in Ernsthaftes und Manipulieren in Spiel umzuformen. Da reicht ein gesunder Menschenverstand nicht aus. Erfahrung und eine methodische Trickkiste sind keine verläßlichen Stützen, weil Verkehrsformen des Perversen die heimlichen und versteckten perversen Züge der Verkehrsformen der Normalen reaktivieren.

Die Psychoanalyse als Wissenschaft hat eine feingegliederte tiefsinnige Theorie geschaffen: die Metapsychologie. Sie hat zudem Konzepte einer Theorie der psychoanalytischen Technik beschrieben. Metapsychologie und Theorie der psychoanalytischen Technik sind keine Regelsysteme, die in bestimmten Situationen zu bestimmten Zwecken angewandt werden können, um bestimmte Ziele zu erreichen. Man kann sie allerdings dazu mißbrauchen, wenn man positivistisch denkt. Positivistisches Denken ist in unserer Gesellschaft die Grundlage wirtschaftlicher Erfolge, die Ideologie des leistungsbewußten Menschen, das Instrument der Herrschenden, der Macht schlechthin. Positivistische Psychoanalyse will Gesunde von Kranken unterscheiden, will dem Leidenden durch Verwirklichung von Zielsetzungen helfen, will alles heilen, was ihr krank erscheint. Psychoanalyse betreiben heißt aber: dialektisch denken und die wissenschaftlichen Theorien, die die Psychoanalyse schuf, dialektisch verstehen und anwenden. Sie dienen dem Analytiker dazu, seine entspannte Grundstimmung aufrechtzuerhalten. Dies ist nur möglich, wenn in der Deutungsarbeit die Entspannung des Analysanden auf den Analytiker zurückwirkt. In solchen Wechselwirkungen wird Unbewußtes dann bewußt, wenn quantitative Anhäufung bestimmter situationsbedingter Vorstellungsinhalte einen qualitativen Umschlag erfährt, der unvermutet bisher Verstandenes auf eine neue Ebene des Verständnisses hebt.

Ich werde nicht versuchen, den Prozeß zu klären, der Perverse dazu bringt, pervers zu bleiben, ohne es zu sein, so wie wir alle es sind, ohne es genauer zu wissen. Ich will mit einer Metapher die perverse Verkehrsform des »Normalen« umschreiben und blicke damit über den Zaun der Psychoanalyse, über den Zaun der herrschenden Verkehrsformen und über den Zaun, der die Perversionen von anderen absondert. Der Vergleich, den ich herbeiziehe, betrifft eigentlich jedermann, ungeachtet seiner Stellung im Beruf oder in der Gesellschaft und auch ungeachtet der Ausformung seiner Sexualität. Es geht mir nicht um ein Programm, nicht um eine Zielsetzung, sondern um den Versuch, eine dialektische Wechselwirkung anschaulich darzustellen.

In einer psychiatrischen Klinik beobachtet ein Arzt über mehrere Monate eine geisteskranke Frau, die seit über zehn Jahren in der Anstalt lebt und jahraus, jahrein nichts anderes tun kann, als morgens an ein Fenster zu treten und den ganzen Tag in einen Hof zu starren. Sie sieht nichts in diesem Hof. Sie erlebt nichts mehr, ist unansprechbar, bewegungslos, starr und stumm. Der Arzt beginnt sich immer mehr mit dieser Frau zu beschäftigen. Er umkreist sie, er erscheint abends spät, frühmorgens, wenn die Patienten noch in den Schlafsälen weilen, und versucht mit ihr einen Dialog herzustellen. Alles scheint hoffnungslos.

Eines Abends wendet sich der Arzt plötzlich an die Frau, die, wie immer, am Fenster steht, und teilt ihr eindringlich mit, daß er sie ohne Unterbrechung die ganze Nacht und den ganzen Tag beobachtet habe. Wie er dazu gekommen ist, sich so zu verhalten, weiß der Arzt selbst nicht zu erklären. Die Frau ist völlig verblüfft, dreht sich um und beginnt mit dem Arzt zu sprechen. Sie ist gänzlich verändert und beginnt am folgenden Tag in der Wäscherei zu arbeiten.

Ich beabsichtige nicht, eine psychiatrische oder gar psychoanalytische Erklärung der Episode zu finden. Ich will diese Vignette mit der Beziehung vergleichen, die die Gesellschaft mit den Perversen herstellt. Im Grunde betrachten die Gesellschaft und alle ihre Mitglieder, die sich normal vorkommen, die Perversen mit dem sturen Blick der Frau, die in den Hof der Anstalt starrt. Sie alle sehen nichts im Perversen. Sie erleben nichts im Umgang mit ihm, sind emotional unansprechbar, starr und stumm. Den Arzt will ich – so absurd das klingen mag – mit dem Perversen vergleichen. Der Perverse bewegt sich in einer Gesellschaft, die Erlebnis- und Verkehrsformen pflegt, die ihm fremd sind, an die er sich aber gewöhnt hat. Ich meine, daß er in dieser Beziehung mit dem Arzt in der psychiatrischen Anstalt vergleichbar ist, weil auch der Arzt die Erlebnis- und Verkehrsformen der Patienten als befremdend empfindet, auch wenn er sich, seiner beruflichen Tätigkeit entsprechend, an sie gewöhnt hat. Das Privatleben des Arztes folgt anderen Erlebnis- und Verkehrsformen, nämlich solchen, die ihm entsprechen. Ganz analog kontrastiert das »Privatleben« des Perversen mit den Verkehrsformen des »Normalen«. Die Verkehrsformen des Perversen sind Rituale seiner sexuellen Praktiken, die ihm entsprechen. Das Anstaltsleben der Patienten ist abgesondert und hat mit dem Privatleben des Arztes gewöhnlich wenig oder, wenn möglich, nichts gemeinsam.

In meinem Beispiel ereignet sich etwas Besonderes. Der Arzt beginnt sich in einer Art und Weise für die geisteskranke Frau zu interessieren, die eigentlich den Erlebnis- und Verkehrsformen seines Privatlebens viel mehr entsprechen als jenen, die in der Anstalt von den Patienten geübt werden. Das ist ungewöhnlich. Eine spielerische Tendenz beginnt das berufliche Ritual psychiatrischer Tätigkeit in einer besonderen Art zu beleben. Er umkreist mit beinahe kindlicher Neugier die längst aufgegebene, als unheilbar bezeichnete Frau und entwickelt eine Phantasie, die sein Selbstgefühl mächtig aufbläht. Er will das Unwahrscheinlichste versuchen. Er will den Dialog mit dieser unansprechbaren Kranken wiederherstellen. Er sucht den Zugang zur Allmacht und findet ihn dadurch, daß er der kranken Frau zuruft, er habe sie ohne Unterlaß ebenso angestarrt, wie sie dauernd in den Hof starrt. Er hat damit die Erlebnis- und Verkehrsformen der Geisteskranken in der Anstalt zu seinen eigenen gemacht, ohne seine eigenen, die ganz andere sind, aufzugeben oder auch nur zu verändern. Er ist genau der geblieben, der er immer war. Er hat auch keine neue Rolle übernommen, hat weder künstlich noch verlogen reagiert. Er hat die Kranke nicht etwa überrumpelt oder irregeführt, sondern es ist ihm gelungen, mit ihr in einen Dialog zu kommen. Er hat das Spielerische seiner

Allmachtsphantasie und den Ernst der Krankheit seiner Partnerin mit spielerischen Mitteln aufgelockert. Auf diese Weise findet er den Zugang zum Dialog, worauf die Kranke aus ihrer Erstarrung heraustritt und die Erlebnis- und Verkehrsformen, die dem Privatleben des Arztes entsprechen, zu ihren eigenen macht. Sie ist dabei genau die geblieben, die sie immer war. Sie hat auch keine neue Rolle übernommen, hat weder künstlich noch verlogen reagiert. Sie fühlt sich weder überrumpelt noch irregeführt, sondern nimmt den Dialog wieder auf, den sie früher mit anderen Menschen führte. Sie hat nur die befremdenden starren und ritualisierten Erlebnis- und Verkehrsformen aufgegeben, die sie und alle anderen Geisteskranken in die Anstalt gebracht hatten.

Wenn ich jetzt meinen Vergleich zu Ende führen will, wäre der Perverse derjenige, welcher den Dialog mit den anderen, den Normalen, sucht. Er umkreist die Normalen und versucht immer wieder, sich ihnen anzunähern. Wenn es ihm möglich wäre, dem Arzt in unserem Beispiel zu folgen, in spielerischer Weise mit seinen privaten, das heißt perversen Erlebnis- und Verkehrsformen in die normalen der Gesellschaft vorzustoßen, würde etwas Ungewöhnliches entstehen. Es könnte ihm, wie dem Arzt, plötzlich gelingen, das tief versunkene, erstarrte Perverse im Normalen anzusprechen. In seinem neuen Partner würde er ein Gefühl der Rührung oder einen Glanz im Ausdruck verspüren, der auch in ihm etwas bewegt. Er wäre bereichert, wie sich der Arzt durch die Erfahrung mit der Frau bereichert fühlte.

Mit diesem herausfordernden Vergleich will ich zum Ausdruck bringen, daß in der Regel im sogenannten Normalen, der eine polymorph-perverse Struktur hat, etwas geschehen muß, sofern er nur so auf den Perversen zu schauen vermag wie die kranke Frau auf den Innenhof der Klinik. Es muß ihm etwas zustoßen, was er am wenigsten erwartet, daß er nämlich von einem anderen, der einen spielerischen, entspannten Umgang mit dem Perversen hat und dennoch durch nichts Besonderes auffällt, in einen affektiven Dialog miteinbezogen wird und unvermutet Erlebnis- und Verkehrsformen eingeht, die einfach in den »Normalen« nicht vorgesehen sind, obschon sie sich durch nichts Auffälliges von diesen unterscheiden. Gerade dadurch, daß er sich einläßt und über den Zaun der sogenannten Verkehrsformen hinauskommt, findet er einen spielerischen Zugang zu seinen eigenen perversen Zügen und kann sie auch beim anderen erkennen. Es kann ihm dann gelingen, daß in ihm selbst etwas geschieht, das deshalb beunruhigend ist, weil es ihm vielleicht nicht als normal erscheint. Doch ist gerade das nötig, um das »Normale«, welches das Perverse enthält, in etwas umzuformen und zu erweitern, was über dieses »Normale« hinaus gesund ist.

Ich möchte zum Schluß aber doch fragen, was denn mit dem Perversen geschehen muß, sofern er nur so auf seine eigene Perversion zu schauen vermag wie die kranke Frau auf den Innenhof der Klinik? Es muß ihm dasselbe zustoßen, was dem sogenannt Normalen passiert ist und was er am wenigsten erwartet, daß er nämlich unvermutet in einen affektiven Dialog einbezogen wird und Verkehrsformen eingeht, die einfach in den Perversen nicht vorgesehen sind. Er fühlt sich beunruhigt, weil sich diese Verkehrsformen auffällig von jenen unterscheiden, die er bisher befolgte. Gerade dadurch aber, daß er sich einläßt und über den Zaun der Perversion hinauskommt, findet er einen spielerischen Zugang zu Zügen seiner eigenen Person, die gar nicht pervers sind, und kann diese mit ähnlichen Zügen der anderen vergleichen. Es kann ihm dann gelingen, daß in ihm selbst etwas geschieht, das deshalb beunruhigend ist, weil es ihm nicht mehr als pervers erscheint.

Bibliographie

1. Auswahl der psychoanalytischen Arbeiten von Fritz Morgenthaler

1951 »Übertragungs- und Widerstandsmechanismen in der Psychoanalyse. Darstellung einer Analyse«, in: *Schweiz. Zeitschrift für Psychologie*, Bd. 10, Heft 2 (S. 116–135), Heft 3 (S. 185–200)

1952 »Mischneurose und psychosomatische Krankheit. Die doppelt geführte Reaktionsbildung«, in: *Schweiz. Zeitschrift für Psychologie*, Band 11, Heft 1 (S. 33–45)

1952 »Père et fils. Analyse d'un cas clinique«, in: *Psyché*, Nr. 65/66/67, Paris

1961 »Psychoanalytische Technik bei Homosexualität«, in: *Jahrbuch der Psychoanalyse*, Bd. 2, Hans Huber Verlag, Bern/Stuttgart/Wien (S. 174–198)

1966 »Psychodynamic Aspects of defence with comments on technique in the treatment of obsessional neuroses«, in: *Int. J. Psa.* 47 (S. 204–209)

1968 »The Dogon people 2«, in: A. van Eyck, »A miracle of moderation«, *Via 1, Ecology in Design*, Fine Arts University of Pennsylvania

1969 »Aspekte der Anwendung der Psychoanalyse«, in: *Jahrbuch der Psychoanalyse*, Band 6, Hans Huber Verlag, Bern/Stuttgart/Wien (S. 9–18)

1969 »Störungen der männlichen und weiblichen Identität in der psychoanalytischen Praxis«, in: *Int. J. Psa.* 50 und in: *Psyche* 26 (S. 58–77)

1974 »Die Stellung der Perversionen in Metapsychologie und Technik«, in: *Psyche* 28 (S. 1077–1098)

1975 »Reflex-modernization in tribal societies«, in: P. Oliver, *Shelter, sign and symbol*, Barrie & Jenkins, London

1977 »Verkehrsformen der Perversion und die Perversion der Verkehrsformen«, in: *Kursbuch* 49, Berlin

1978 *Technik. Zur Dialektik der psychoanalytischen Praxis.* Syndikat, Frankfurt/M. Italienisch: Ed. Boringhieri, Torino 1980

1979 »Innere und äußere Autonomie« in: *Neue Zürcher Zeitung*, 7./8. Juli

1980 »Homosexualität«, in: *Berliner Schwulenzeitung*

1980 »Homosexualität«, in: *Therapie sexueller Störungen*, Hrsg. V. Sigusch, 2. Aufl., Thieme Verlag, Stuttgart/New York

1983 »Psychoanalyse und Sexualität«, in: V. Sigusch, *Sexualtheorie und Sexualpolitik*, F. Enke, Stuttgart

2. Ethnopsychoanalytische Gemeinschaftsarbeiten von Paul Parin, Fritz Morgenthaler und Goldy Parin-Matthèy

1956/57 »Charakteranalytischer Deutungsversuch am Verhalten ›primitiver‹ Afrikaner, in: *Psyche* 10

1963 *Die Weißen denken zuviel. Psychoanalytische Untersuchungen bei den Dogon in Westafrika*, Atlantis, Zürich. Kindler (München) Taschenbuch 2079 (1973), Fischer (Frankfurt/M.) Taschenbuch (1983), französisch: *Les blancs pensent trop*. Payot, Paris 1966

1963 »Il complesso edipico nei Dogon dell'Africa Occidentale«, in: *Rivista di Psicanalisi* 9, 2, Rom

1965 »Formen der Übertragung bei Westafrikanern«, in: *Schweizer Zeitschrift für Psychologie*, Band 24, Heft 4. Englisch: *Int. J. Psa.* 45, 2–3, 1964

1965 »Orale Eigenschaften des Ich bei Westafrikanern«, in: *Schweizer Zeitschrift für Psychologie*, Band 24, Heft 4. Englisch: *Psa. Study Soc.*, International Universities Press, New York. Französisch: »Moi et Oralité dans l'analyse des Dogon«, in: *Connexions* 15, Paris

1967 »Observations sur la genèse du Moi chez les Dogon«, in: *Revue Franç. de Psa.* 31, 1

1968 »Aspekte des Gruppenich. Katamnese bei den Dogon«, in: *Schweizer Zeitschrift für Psychologie*, Band 27, Heft 2. Französisch: *Psychopathol. Afric.* 3, 2, Dakar 1967

1969 »Ist die Verinnerlichung der Aggression für die soziale Anpassung notwendig?«, in: A. Mitscherlich (Hrsg.), *Bis hierhin und nicht weiter*, Piper, München; Suhrkamp TB 1974

1971 *Fürchte deinen Nächsten wie dich selbst. Psychoanalyse und Gesellschaft am Modell der Agni in Westafrika*, Suhrkamp, Frankfurt/M. Englisch (condensed version): Univer. Chicago Pr. 1981. Italienisch (gekürzt): Feltrinelli 1982

1975 »La méthode psychanalitique au service de la recherche ethnologique«, in: *Connexions* 15, Paris

1982 »Unsere Vorstellungen von normal und anormal sind nicht auf andere Kulturen übertragbar«, in: H.-J. Heinrichs (Hrsg.), *Das Fremde verstehen*, Qumran, Frankfurt/M.

3. Zitierte psychoanalytische Literatur

Bak, R.C. (1953): »Fetishism«, in: *J. Amer. Psa. Assn.* 1 (S. 285–298)

Balint, E. (1963): »On being empty of oneself«, in: *Int. J. Psa.* 44 (S. 470–480)

Barande, I. (1968): »Le vu et l'entendu dans la cure«, in: *Revue Franç. de Psa.* 32 (S. 67–84)

Chasseguet-Smirgel, J. (1964): *Recherches psychanalytiques nouvelles sur la sexualité féminine*, Payot, Paris

Dannecker, M. und R. Reiche (1974): *Der gewöhnliche Homosexuelle*, S. Fischer, Frankfurt/M.

Devereux, G. (1967): »La renonciation à l'identité: défense contre l'anéantissement«, in: *Revue Franç. de Psa.* 31 (S. 101–142)

Erdheim, M. (1982): *Die gesellschaftliche Produktion von Unbewußtheit*, Suhrkamp, Frankfurt/M.

Erikson, E.H. (1956): »The problem of identity«, in: *J. Amer. Psa. Assn.* 4 (S. 56–121)

Ferenczi, S. (1939): *Bausteine zur Psychoanalyse*, Huber, Bern

Freud, A. (1968): *Wege und Irrwege in der Kinderentwicklung*, Huber/Klett, Bern und Stuttgart

Freud, S. (1900): »Traumdeutung«, in: *Gesammelte Werke*, Bd. II/III

– (1905): »Drei Abhandlungen zur Sexualtheorie«, in: *Gesammelte Werke*, Band V

– (1914): »Zur Einführung des Narzißmus«, in: *Gesammelte Werke*, Band X

– (1920a): »Jenseits des Lustprinzips«, in: *Gesammelte Werke*, Band XIII

– (1920b): »Über die Psychogenese eines Falles von weiblicher Homosexualität«, in: *Gesammelte Werke*, Band XIII

– (1932): »Neue Folge der Vorlesungen zur Einführung der Psychoanalyse«, in: *Gesammelte Werke*, Band XV

– (1940): »Die Ichspaltung als Abwehrvorgang«, in: *Gesammelte Werke*, Band XVII

Gillespie, W.H. (1952): »Notes on the analysis of sexual perversions«, in: *Int. J. Psa.* 33 (S. 397–402)

– (1964): »Symposium on Homosexuality«, in: *Int. J. Psa.* 45 (S. 203–209)
Giovacchini, P. L. (1963): »Integrative aspects of object relationship«, in: *Psychoanal. Quart.* 32 (S. 393–407)
Glover, E. (1933): »The relation of perversion formation to the development of reality sense«, in: *Int. J. Psa.* 14 (S. 486–504)
Greenacre, P. (1953): »Certain relationships between fetishism and the faulty development of the body image«, in: *Psychoanalytic Study of the Child* 8 (S. 79–98)
– (1955): »Further considerations regarding fetishism«, in: *Psychoanalytic Study of the Child* 10 (S. 187–194)
– (1958): »Early physical determinants in the development of sense of identity«, in: *J. Amer. Psa. Assn.* 6 (S. 612–627)
– (1960): »Further notes on fetishism«, in: *Psychoanalytic Study of the Child* 15 (S. 191–207)
Greenson, R. R. (1965): »Homosexualité et identité sexuelle«, in: *Revue Franç. de Psa.* 29 (S. 343–348)
Grinberg, L., M. Langer, D. Libermann, E. und G. T. de Rodrigué (1967): »The psychoanalytic process«, in: *Int. J. de Psa.* 48 (S. 498–503)
Grunberger, B. (1964): »De l'image phallique«, in: *Revue Franç. de Psa.* 28 (S. 217–234)
Hartmann, H. (1954): »Problems of infantile neurosis. A discussion (Arden House Symposium)«, in: *Psychoanalytic Study of the Child* 9 (S. 31–36)
Jacobson, E. (1964): *The Self and the Object World*, International Universities Press, New York
Kernberg, O. F. (1977): »Normaler und pathologischer Narzißmus im Wandel«, in: *Psychoanalyse im Wandel*, Suhrkamp, Frankfurt.
Kestenberg, J. S. (1956): »On the development of maternal feelings in early childhood«, in: *Psychoanalytic Study of the Child* 11 (S. 257–291)
– (1956): »Vicissitudes of female sexuality«, in: *J. Amer. Psa. Assn.* 4 (S. 453–476)
– (1965/1967): »The role of movement patterns in development: I. Rhythms of movement; II. Flow of tension and effort; III. The control of shape«, in: *Psychoanal. Quart.* 34 (S. 1–36); 34 (S. 517–563); 36 (S. 356–409)
– (1967/1968): »Phases of adolescence: with suggestions for a correlation of psychic and hormonal organization. Parts I, II, III«, in: *J. Amer. Acad. Child Psychiat.* 6 (S. 426–463); 6 (S. 577–614); 7 (S. 108–151)
– (1968): »Outside and inside, male and female«, in: *J. Amer. Psa. Assn.* 16 (S. 457–520)

Kohut, H. (1966): »Formen und Umformungen des Narzißmus«, in: *Psyche* 20 (S. 561–587)
– (1969): »Die psychoanalytische Behandlung narzißtischer Persönlichkeitsstörungen«, in: *Psyche* 23 (S. 321)
– (1971 a): *Narzißmus*, Suhrkamp, Frankfurt/M. 1973
– (1971 b): *The analysis of the self*, International Universities Press, New York
– (1977): *The restoration of the self*, International Universities Press, New York. Deutsch: *Die Heilung des Selbst*, Suhrkamp, Frankfurt/M. 1979
Kris, E. (1952): »Comments on Spontaneous Artistic Creations by Psychotics«, in: *Psychoanalytic Explorations in Art*, New York
Langer, M. (1964): »Symptom formation and character formation«, in: *Int. J. Psa.* 45 (S. 158–160)
Lampl-de Groot, J. (1967): »On obstacles standing in the way of psychoanalytic cure«, in: *Psychoanalytic Study of the Child* 22 (S. 20–35)
Lincke, H. (1981): *Instinktverlust und Symbolbildung*, Hrsg. Hans-Jürgen Heinrichs, Severin & Siedler, Berlin
Lipin, T. (1963): »The repetition compulsion and ›maturational‹ drive-representatives«, in: *Int. J. Psa.* 44 (S. 389–406)
Lomas, P. (1965): »Passivity and failure of identity development«, in: *Int. J. Psa.* 46 (S. 438–454)
Lorand, S. und M. Balint (1956): *Perversions, Psychodynamics and Therapy*, Random House, New York
Mahler, M. S. (1958): »Autism and symbiosis. Two extreme disturbances of identity«, in: *Int. J. Psa.* (S. 77–83)
– (1969): *On human symbiosis and the vicissitudes of individuation*, Hogarth Press, London
Moore, B. E. (1961): »Frigidity in women (Report)«, in: *J. Amer. Psa. Assn.* 9 (S. 571–584)
Pasche, F. (1964): »Symposium on homosexuality«, in: *Int. J. Psa.* 45 (S. 210–213)
Rapaport, D. (1958): »The theory of ego autonomy: a generalization«, in: *Bull. Menninger Clin.* 22 (S. 13–35)
– (1960): »The Structure of Psychoanalytic Theory: a Systemizing Attempt«, in: *Psychological Issues, Monogr. 6*, International Universities Press, New York
– (1967): *The Collected Papers of David Rapaport*, New York
Reich, A. (1960): »Pathologic forms of self-esteem regulation«, in: *Psychoanalytic Study of the Child* 15 (S. 215–232)
Rose, G. J. (1966): »Body and ego reality«, in: *Int. J. Psa.* 47 (S. 502–509)
Rosenfeld, H. (1949): »Remarks on the relation of male homo-

sexuality to paranoia, paranoic anxiety, and narcissism«, in: *Int. J. Psa.* 30 (S. 36–47)
Rubinfine, D. L. (1958): »Panel report: Problems of identity«, in: *J. Amer. Psa. Assn.* 6 (S. 131–142)
Sandler, J. und B. Rosenblatt (1962): »The concept of the representational world«, in: *Psychoanalytic Study of the Child* 17 (S. 128–145)
Sarlin, C. N. (1963): »Feminine identity«, in: *J. Amer. Psa. Assn.* 11 (S. 790–816)
Saul, L. J. und S. L. Warner (1967): »Identity and a point of technique«, in: *Psychoanal. Quart.* 36 (S. 532–545)
Socarides, C. W. (1968): *The Overt Homosexual*, Grune & Stratton, New York and London. Deutsch: *Der offene Homosexuelle*, Suhrkamp, Frankfurt/M. 1971
Spitz, R. A. (1962): »Autoerotism re-examined: The role of early sexual behaviour patterns in personality formation«, in: *Psychoanalytic Study of the Child* 17 (S. 283–315). Deutsch: »Ein Nachtrag zum Problem des Autoerotismus«, in: *Psyche* 18 (S. 241–272)
– (1965): *The First Year of Life. A Psychoanalytic Study of Normal and Deviant Development of Object Relations*, New York
Stoller, R. J. (1964/1968): »A contribution to the study of gender identity / A further contribution to the study of gender identity«, in: *Int. J. Psa.* 45 (S. 220–225); 49 (S. 364–368)
Vinnai, G. (1977): *Das Elend der Männlichkeit*, Rowohlt, Reinbek
Weissmann, Ph. (1962): »Structural considerations in overt male bisexuality«, in: *Int. J. Psa.* 34 (S. 89–97)
Wiedemann, G. H. (1962): »Survey of psychoanalytic literature on overt male homosexuality«, in: *J. Amer. Psa. Assn.* 10 (S. 386–409)
Winnicott, D. W. (1953): »Transitional objects and transitional phenomena«, in: *Int. J. Psa.* 34 (S. 89–97). Deutsch: »Übergangsobjekte und Übergangsphänomene«, in: *Psyche* 23 (S. 666–682)

Editorische Notiz

Diesem Band liegen Vorträge und Aufsätze zugrunde, die Fritz Morgenthaler seit 1961 gehalten und veröffentlicht hat. Alle Texte wurden überarbeitet.

Zur Anwendung der Psychoanalyse
geht auf einen Vortrag zurück, der an der III. Arbeitstagung der deutschsprachigen Psychoanalytischen Vereinigung in Brunnen in der Schweiz (7.–12.4. 1968) gehalten wurde und 1969 in Band VI des *Jahrbuches der Psychoanalyse* (Bern/Stuttgart/Wien) unter dem Titel »Aspekte der Anwendung der Psychoanalyse« erschien. Diese Arbeit gehört zusammen mit den Aufsätzen über Homosexualität und Perversion zu den Vorarbeiten für die Studie *Technik. Zur Dialektik der Psychoanalytischen Praxis* (1978). Ziel ist es, das analytische Bündnis von der Notwendigkeit einer affektiven Entspannung her aufzubauen.

Die Stellung der Perversionen in Metapsychologie und Technik
wurde am 2.2. 1974 als Vortrag zur Eröffnung des Michael-Balint-Instituts in Hamburg gehalten und in Heft 12, 1974, der Zeitschrift *Psyche* publiziert. Zwischen den theoretischen Überlegungen zur psychoanalytischen Technik und dieser ethnologisch fundierten Fallstudie liegt die Erarbeitung und Veröffentlichung von *Fürchte deinen Nächsten wie dich selbst. Psychoanalyse und Gesellschaft am Modell der Agni in Westafrika* (1971) zusammen mit Paul Parin und Goldy Parin-Matthèy.
Im vorliegenden Text entwickelt Morgenthaler anhand zweier Fallskizzen und im Rückgriff auf ein Stammesritual in Papua Neu-Guinea eine metapsychologische Interpretation der Perversion als kompensatorische Ich-Leistung. Die Perversion ist wie eine »Plombe«: Sie füllt eine in früher Kindheit erworbene Lücke der Selbstregulation.

Psychoanalytische Technik bei der Behandlung neurotischer Homosexueller
wurde am 22.11. 1960 als Vortrag in der Wiener Psychoanalytischen Vereinigung gehalten und erschien unter dem Titel »Psychoanalytische Technik bei Homosexualität« in Band II des *Jahrbuches der Psychoanalyse* (Köln/Opladen 1961/62). Dieser Text bildet den Anfang von Überlegungen, klinische Erfahrungen mit der Homosexualität und Probleme der psychoanalytischen Technik aufeinander zu beziehen. Morgenthaler betont die besondere Belastung der Gegenübertragung des Analytikers bei der Behandlung homosexueller Patienten. Hier formuliert er die Gegenübertragung noch mehr unter dem Gesichtspunkt der Bedrohung und nicht als Chance zur Verführung. Auch rekurriert Morgenthaler hier noch auf jene Konzepte der Psychoanalyse, die die Homosexualität als Psychopathologie verstehen, während er später den Schwerpunkt auf das Verhältnis von Homosexualität und Autonomie legt und zwischen einer unneurotischen Homosexualität und einer neurotischen Entwicklung bei Homosexualität unterscheidet. In der Überarbeitung des Aufsatzes für diesen Band haben wir jeweils hinzugefügt, ob es sich sinngemäß um eine neurotische Entwicklung bei Homosexualität oder um den Ausdruck unneurotischer Entwicklung zu Homosexualität handelt.

Zur Genese der gestörten Geschlechtsidentität am Modell der Homosexualität mit narzißtischer Problematik
wurde unter dem Titel »Störungen der männlichen und weiblichen Identität in der psychoanalytischen Praxis« am 31.7. 1969 als Einleitung zur Panel-Diskussion des 26. Internationalen Psychoanalytischen Kongresses in Rom vorgetragen. Die englische Fassung erschien im *Int. Journ. Psa* 50, 1969, die deutsche Fassung in *Psyche*, Heft 1, 1972.

Auch hier ist der Ausgangspunkt das klinische Bild der Homosexualität, das als prinzipiell uneinheitlich beschrieben wird. In der Überarbeitung des Textes für den vorliegenden Band haben wir den Zusatz »Homosexualität mit narzißtischer Problematik« gewählt, um rückblickend vom Standpunkt der späteren Arbeiten festzuhalten, daß die Ungleichmäßigkeit zwischen Trieb- und Ichentwicklung, die auch bei einer ungestörten Entwicklung zur Homosexualität vorliegt, nur dann für die Störungen der sexuellen Identität verantwortlich ist, wenn eine narzißtische Problematik bei Homosexualität nachweisbar ist.

Die unneurotische Entwicklung zur Homosexualität
erschien am 7./8. Juli 1979 in der *Neuen Zürcher Zeitung* unter dem Titel »Innere und äußere Autonomie« und in der *Berliner Schwulenzeitung* 1980 unter dem Titel »Homosexualität«. Es handelt sich um eine vereinfachte, allgemeinverständliche Fassung des psychoanalytisch orientierten Artikels »Homosexualität« und wendet sich in erster Linie an ein nicht psychoanalytisch orientiertes Publikum und im besonderen an die Homosexuellen, die nie in ihrem Leben einen Psychotherapeuten oder Psychoanalytiker aufsuchen. Aufgrund dieses Artikels kam es zu einer Diskussion Morgenthalers mit der Schwulenbewegung in Berlin, nachdem aufgrund früherer Arbeiten Morgenthalers über Homosexualität und Perversion in den Zeitungen der homosexuellen Vereinigungen Deutschlands eine polemische Zurückweisung seiner Thesen Aufsehen erregt hatte. Obschon diese Kurzfassung nichts enthält, was im folgenden ausführlichen Text des Artikels »Homosexualität« nicht näher ausgeführt wird, nehmen wir sie in diesem Band auf, weil keine Publikation Morgenthalers über dieses Gebiet ein so großes Echo in außeranalytischen Kreisen gehabt hat wie diese.

Homosexualität
erschien 1980 in dem von Volkmar Sigusch herausgegebenen Band *Therapie sexueller Störungen* (2. Auflage, Stuttgart/New York, Thieme Verlag). Morgenthaler schrieb diese Arbeit im Auftrag Volkmar Siguschs als Beitrag zum geplanten Sammelband. Er entwickelte seine Theorie des Zusammenhangs von Identität und Heterosexualität und von Autonomie und Homosexualität und formulierte erstmals kompromißlos seine These einer prinzipiell möglichen unneurotischen, nicht pathologischen Entwicklung zur Homosexualität. In dieser Arbeit wird auch klar unterschieden, wann, unter welchen Voraussetzungen und wie eine neurotische Entwicklung bei Homosexualität vorliegt oder nicht.

Sexualität und Psychoanalyse
wurde bei mehreren Seminaren (Bologna, Hamburg) und am Kongreß für Sexualforschung in Hamburg am 8.10. 1982 vorgetragen und 1983 im Sammelband *Sexualtheorie und Sexualpolitik* (herausgegeben von Volkmar Sigusch) publiziert. Der Text schließt den Bogen von den frühesten klinischen Arbeiten (1961) bis zu den theoretischen Neuformulierungen der vergangenen zehn Jahre. Im Mittelpunkt steht die Zerstörung der Illusion von *einer* normalen Sexualität.

Verkehrsformen der Perversion und die Perversion der Verkehrsformen
erschien im Kursbuch 49 (1977) über Sinnlichkeiten. Dieser Essay nimmt in literarischer Form die Unhaltbarkeit der Annahme einer normalen Sexualität und ihrer morbiden Abweichungen vorweg, indem er aufzeigt, wie fließend die Übergänge von Homosexualität, Heterosexualität und Perversion sein können.

Geist und Psyche
Begründet von Nina Kindler 1964

Psychoanalyse

Hilda Abraham
Karl Abraham
Band 42213

Raymond Battegay
Psychoanalytische Neurosenlehre
Band 42279

J. Cremerius/Sven O. Hoffmann/W. Trimborn
Psychoanalyse, Über-Ich und soziale Schicht
Band 42206

Kurt R. Eissler
Todestrieb, Ambivalenz, Narzißmus
Band 42208

Sándor Ferenczi
Zur Erkenntnis des Unbewußten
und andere Schriften zur Psychoanalyse
Band 42194

Anna Freud
Das Ich und die Abwehrmechanismen
Band 42001
Einführung in die Technik der Kinderanalyse
Band 42111

Leon Grinberg/Marie Langer/Emilio Rodriguez
Psychoanalytische Gruppentherapie
Band 42094

Marie Jahoda
Freud und das Dilemma der Psychologie
Band 42276

Werner W. Kemper
Der Traum und seine Be-Deutung
Band 42184

Fischer Taschenbuch Verlag

fi 350/2a

Geist und Psyche
Begründet von Nina Kindler 1964

Psychoanalyse

Melanie Klein
Ein Kind entwickelt sich
Band 42222
Psychoanalyse des Kindes
Band 42109

Peter Kutter
Psychoanalyse in der Bewährung
Methode, Theorie und Anwendung
Band 42263

Peter Kutter/Jörg K. Roth
Psychoanalyse an der Universität
Band 42228

Stavros Mentzos
Neurotische Konfliktverarbeitung
Band 42239
Hysterie
Band 42212

Stavros Mentzos
Angstneurose
Band 42266

Theodor Reik
Die verschlungenen Wege des Selbst
Band 42235

D. W. Winnicott
Von der Kinderheilkunde zur Psychoanalyse
Band 42249
Reifungsprozesse und fördernde Umwelt
Studien zur Theorie der emotionalen Entwicklung
Band 42255
Familie und individuelle Entwicklung
Band 42261

Anton Zottl
Otto Rank
Band 42229

Fischer Taschenbuch Verlag

fi 350/3b

Geist und Psyche
Begründet von Nina Kindler 1964

Psychologische Ratgeber

Gordon W. Allport
Werden der Persönlichkeit
Band 42127

Robert Bossard
Traumpsychologie
Band 42259

Leon Chertok
Hypnose
Band 42102

Leon Chertok/
Dietrich Langen
Psychosomatik der Geburtshilfe
Band 42230

Maurice Dongier
Neurosen
Band 42241

Hans Driesch
Parapsychologie
Band 42030

John Eccles/Hans Zeier
Gehirn und Geist
Band 42225

Lili Fleck
Weiblicher Orgasmus
Band 42170

Viktor E. Frankl
Ärztliche Seelsorge
Band 42157

Anna Freud
Einführung in die Technik der Kinderanalyse
Band 42111

Gesellschaft
für wissenschaftliche
Gesprächstherapie
Die klientenzentrierte Gesprächspsychotherapie
Band 42149

Herbert Goetze/
Wolfgang Jaede
Nicht direktive Spieltherapie
Band 42262

Fischer Taschenbuch Verlag

fi 356/2a

Geist und Psyche
Begründet von Nina Kindler 1964

Psychologische Ratgeber

Leon Grinberg/Marie Langer/Emilio Rodrigue
Psychoanalytische Gruppentherapie
Band 42094

Annelise Heigl-Evers/ Franz Heigl
Geben und Nehmen in der Ehe
Band 42151
Gelten und Geltenlassen in der Ehe
Band 42128
Lieben und Geliebtwerden in der Ehe
Band 42118

Werner W. Kemper
Der Traum und seine Be-Deutung
Band 42184

Christa Kniffki
Transzendentale Meditation und autogenes Training
Band 42197

Peter Kutter
Psychiatrie
Band 42188

Ann F. Neel
Handbuch der psychologischen Theorien
Band 42251

Erving und Miriam Polster
Gestalttherapie
Band 42150

Hans G. Preuss
Ehepaartherapie
Band 42277

Carl R. Rogers
Encounter-Gruppen
Band 42260
Therapeut und Klient
Band 42250

Driek van der Sterren
Pränatale Psychologie
Band 42123

Daniel Widlöcher
Was eine Kinderzeichnung verrät
Band 42254

Eckart Wiesenhütter
Traumseminar
Band 42152

Fischer Taschenbuch Verlag

fi 356/2b

Geist und Psyche
Begründet von Nina Kindler 1964

Kinderpsychologie

Gordon W. Allport
Werden der Persönlichkeit
Band 42127

Günter Ammon
Kindesmißhandlung
Band 42202

Bruno Bettelheim
Die Geburt des Selbst
Band 42247

John Bolland/
Joseph Sandler
Die Hampstead-Methode
Band 42269

John Bowlby
Trennung
Band 42171
Bindung
Band 42210
Verlust
Band 42243

Dorothy Burlingham
Labyrinth Kindheit
Band 42256

Hans Christoffel
Skizzen zur menschlichen Entwicklungspsychologie
Band 42245

Anna Freud
Einführung in die Technik der Kinderanalyse
Band 42111

Herbert Goetze/
Wolfgang Jaede
Nicht-direktive Spieltherapie
Band 42262

Klaus E. Grossmann (Hg.)
Entwicklung der Lernfähigkeit in der sozialen Umwelt
Band 42177

David Kadinsky
Die Entwicklung des Ich beim Kinde
Band 42242

Fischer Taschenbuch Verlag

fi 347/2a

Geist und Psyche
Begründet von Nina Kindler 1964

Kinderpsychologie

Melanie Klein
Frühstadien des Ödipuskomplexes
Band 42268
Ein Kind entwickelt sich
Band 42222
Psychoanalyse des Kindes
Band 42109

Pierre Mâle
Psychotherapie bei Jugendlichen
Band 42248

Willi Meyer/ Gertrud Wydler
Anja
Band 42283

Alexander Stachiw/ Georg Spiel
Entwicklung der Aggression bei Kindern
Band 42169

Driek van der Sterren
Pränatale Psychologie
Band 42123

Daniel Widlöcher
Was eine Kinderzeichnung verrät
Band 42254

D. W. Winnicott
Von der Kinderheilkunde zur Psychoanalyse
Band 42249
Reifungsprozesse und fördernde Umwelt
Band 42255
Familie und individuelle Entwicklung
Band 42261

Fischer Taschenbuch Verlag

fi 347/2b

Neuausgabe
Sigmund Freud Studienausgabe
in zehn Bänden mit Ergänzungsband und Konkordanz

Herausgegeben von
Alexander Mitscherlich · Angela Richards · James Strachey †
Mitherausgeber des Ergänzungsbandes
Ilse Grubrich-Simitis

Ziel dieser Ausgabe ist es, vor allem den Studenten der an die Psychoanalyse angrenzenden Disziplinen – Soziologen, Sozialpsychologen, Anthropologen, Pädagogen, Kriminologen usw. –, aber auch dem Nichtfachmann die Hauptwerke Freuds in leicht zugänglicher, thematischer Anordnung vorzulegen.
Dies ist die erste kommentierte deutsche Freud-Ausgabe. Der umfangreiche editorische Apparat beruht auf der Lebensarbeit von James Strachey, dem Herausgeber der englischen ›Standard Edition of the Complete Psychological Works of Sigmund Freud‹, der bis zu seinem Tode an den Vorbereitungen mitwirkte.
Alle Schriften Freuds sind mit editorischen Vorbemerkungen und zahlreichen Fußnoten versehen. Sie unterrichten den Leser u. a. über Entstehungszeit und -umstände des betreffenden Werkes, informieren über Textveränderungen bei früheren Neuauflagen, erläutern Freuds unzählige historische und literarische Anspielungen, machen auf Parallelstellen aufmerksam, wenn Freud ein und dasselbe Thema in unterschiedlichen Zusammenhängen und in verschiedenen Perioden seines langen Forscherlebens behandelte.
Jeder Band ist mit vielen Querverweisen, Bibliographie, Abkürzungsliste, ausführlichem Namen- und Sachregister sowie einem Gesamtinhaltsplan der Studienausgabe ausgestattet. Einige Bände enthalten zusätzlich spezielle Register, Anhänge zum besseren historischen und systematischen Verständnis sowie Abbildungen und Reproduktionen auf Kunstdrucktafeln.

Pressestimmen:
»Die Leser der neuen Studienausgabe haben uns Älteren gegenüber einen ungeheuren Vorteil. Die Bände sind vorzüglich kommentiert.«
Frankfurter Rundschau
»Ein Freud für alle. Diese Ausgabe ist wirklich eine Tat.«
Kölner Stadtanzeiger

Fischer Taschenbuch Verlag

fi 81/1a

Sigmund Freud
Einzelbände im Taschenbuch